Hien · Siegmund
Sauerstoff-Langzeittherapie

Springer-Verlag Berlin Heidelberg GmbH

P. Hien   B. Siegmund

Sauerstoff-Langzeittherapie
Indikation und Anwendung

Mit 29 Abbildungen

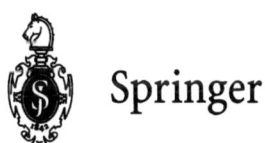

Dr. med. PETER HIEN
Zum Steimel 13
35753 Greifenstein

BORIS SIEGMUND
Schulstr. 30
35614 Aßlar

ISBN 978-3-540-41293-9   ISBN 978-3-642-56587-8 (eBook)
DOI 10.1007/978-3-642-56587-8

Die Deutsche Bibliothek – CIP Einheitsaufnahme
Hien, Peter:
Sauerstoff-Langzeittherapie : Indikation und Anwendung / Peter Hien ; Boris Siegmund. – Berlin ; Heidelberg ; New York ; Barcelona ; Hongkong ; London ; Mailand ; Paris ; Singapur ; Tokio : Springer, 2001

Dieses Werk ist urheberrechtlich geschützt. Die dadurch begründeten Rechte, insbesondere die der Übersetzung, des Nachdrucks, des Vortrags, der Entnahme von Abbildungen und Tabellen, der Funksendung, der Mikroverfilmung oder der Vervielfältigung auf anderen Wegen und der Speicherung in Datenverarbeitungsanlagen, bleiben, auch bei nur auszugsweiser Verwertung, vorbehalten. Eine Vervielfältigung dieses Werkes oder von Teilen dieses Werkes ist auch im Einzelfall nur in den Grenzen der gesetzlichen Bestimmungen des Urheberrechtsgesetzes der Bundesrepublik Deutschland vom 9. September 1965 in der jeweils geltenden Fassung zulässig. Sie ist grundsätzlich vergütungspflichtig. Zuwiderhandlungen unterliegen den Strafbestimmungen des Urheberrechtsgesetzes.

© Springer-Verlag Berlin Heidelberg 2001

Ursprünglich erschienen bei Springer-Verlag Berlin Heidelberg 2001

Die Wiedergabe von Gebrauchsnamen, Handelsnamen, Warenbezeichnungen usw. in diesem Werk berechtigt auch ohne besondere Kennzeichnung nicht zu der Annahme, daß solche Namen im Sinne der Warenzeichen- und Markenschutz-Gesetzgebung als frei zu betrachten wären und daher von jedermann benutzt werden dürften.

Produkthaftung: Für Angaben über Dosierungsanweisungen und Applikationsformen kann vom Verlag keine Gewähr übernommen werden. Derartige Angaben müssen vom jeweiligen Anwender im Einzelfall anhand anderer Literaturstellen auf ihre Richtigkeit überprüft werden.

Herstellung: PRO EDIT GmbH, Heidelberg
Umschlaggestaltung: de'blik, Berlin
Satz: Zechner Datenservice und Druck, Speyer
SPIN: 10783016   22/3130/Göh – 5 4 3 2 1 0

Geleitwort

Die Zahl der Patienten, die eine häusliche Sauerstofftherapie benötigen, wächst stetig. Somit müssen sich zunehmend auch nichtspezialisierte Ärzte mit dieser Problematik auseinandersetzen, um eine optimale Versorgung dieser Patientengruppe zu gewährleisten.

Im Hinblick auf die hohen Anschaffungs- und Folgekosten stellen die Versicherungen heute wesentlich höhere Ansprüche an die Qualität der Indikation zur Versorgung mit Sauerstoff und an die Auswahl der Geräte.

In dieser Situation gebührt meinem ehemaligen Mitarbeiter, Herrn Dr. Hien, das Verdienst, einen kurzen und prägnanten Leitfaden verfasst zu haben, der es auch dem mit dieser Materie nicht so eng vertrauten Arzt ermöglichen wird, in Zusammenarbeit mit Lungenärzten, das Krankheitsmanagement dieser Patienten erfolgreich zu gestalten.

Ich wünsche diesem Buch die zahlreichen Leser, die es verdient.

D. MÜLLER-WENING

Vorwort

Erste medizinische Anwendungen von Sauerstoff gehen auf das Ende des 18. Jahrhunderts zurück. Aber erst seit den 60er Jahren zählt der Sauerstoff in der Notfall- und Intensivmedizin zur alltäglichen medizinischen Therapie. Jetzt ist er anerkannt zur Behandlung chronischer Lungenerkrankungen und hält damit Einzug in den privaten Bereich unserer Patienten.

Das Buch wendet sich an den praktisch tätigen Arzt in Klinik und Praxis, insbesondere an Allgemeinmediziner, Internisten und Pneumologen. Ebenso besteht beim Pflegepersonal ein großes Interesse an diesem Thema. Der Schwerpunkt ist die Sauerstofflangzeittherapie bei chronischen Lungenerkrankungen. Praxisrelevante Aspekte zur Sauerstoffgabe bei akuter Hypoxämie sind eingearbeitet. Der Inhalt basiert auf der aktuellen Literatur und den Richtlinien der Fachgesellschaften. Langjährige praktische Erfahrungen aus dem Bereich der Pflege und dem ärztlichen Bereich fließen ein.

Im Rahmen der Akutmedizin sind v. a. die Fragen der richtigen und ausreichenden Applikation zu bedenken. Bei chronischen Lungenerkrankungen geht es in erster Linie um die richtige Indikationsstellung zur Sauerstofflangzeittherapie. Die Sauerstofflangzeittherapie stellt hohe Ansprüche an die optimale Versorgung und Betreuung. Dieses Buch gibt Leitlinien an die Hand, um diese Probleme lösen zu können.

Dem Springer-Verlag möchten wir für die Möglichkeit der Realisierung dieses Werkes und die kompetente Zusammenarbeit danken. Unser Dank gilt zudem Frau Göhringer von der Firma PRO EDIT, die die Herstellung äußerst sachkundig und mit Sorgfalt bewerkstelligte. Den Herren Doktoren Becker, Hammerl und Pumpe danken wir für Anregungen und fürs Korrekturlesen.

Januar 2001   P. HIEN, B. SIEGMUND

Inhalt

1	**Ursachen und Folgen der chronischen Hypoxämie** ...	1
1.1	Ursachen	1
1.2	Folgen der Hypoxämie	6
2	**Indikationen zur Sauerstofflangzeittherapie**	11
3	**Sauerstofftherapie bei akuter Atemnot**	15
4	**Blutgase und Säure-Basen-Haushalt**	19
4.1	Interpretation der Messwerte	20
4.1.1	Normwerte	20
4.1.2	Sauerstoffpartialdruck	21
4.1.3	Interpretationsregeln	23
4.2	Metabolische Azidose	25
4.3	Metabolische Alkalose	26
4.4	Respiratorische Azidose	29
4.5	Respiratorische Alkalose	30
5	**Mustertexte zur Verordnung von Sauerstoff**	33
5.1	Flüssigsauerstoff für mobile Patienten	35
5.1.1	Bei respiratorischer Partialinsuffizienz	35
5.1.2	Bei respiratorischer Globalinsuffizienz	36
5.1.3	Bei Belastungshypoxie	37
5.2	Sauerstoffkonzentrator für immobile Patienten	38
5.2.1	Bei respiratorischer Partialinsuffizienz	38
5.2.2	Bei respiratorischer Globalinsuffizienz	38
5.3	Sauerstoffkonzentrator für Patienten mit nächtlicher Hypoxämie	39
5.4	Anwendung bei Tumorpatienten mit Atemnot	40
5.5	Sauerstoffdruckflaschen bei sehr geringer Mobilität ...	40

5.5.1	Bei respiratorischer Partialinsuffizienz	40
5.5.2	Bei respiratorischer Globalinsuffizienz	41
6	**Belastungshypoxie und nächtliche Hypoxämie**	**43**
7	**Problem der Hyperkapnie**	**45**
7.1	Erschöpfung der Atempumpe	45
7.2	Therapie bei erschöpfter Atempumpe	48
7.3	Hyperkapnie und COPD	50
7.3.1	Grundbegriffe	50
7.3.2	Pathophysiologie	51
7.3.3	Respiratorische Insuffizienz bei COPD	55
8	**Eigenschaften verschiedener Sauerstoffquellen**	**57**
8.1	Flüssigsauerstoff	57
8.2	Sauerstoffkonzentrator	60
8.3	Druckflaschen und On-demand-Ventile	63
8.4	Kombination Konzentrator und Druckflasche	67
9	**Allgemeine Tipps**	**69**
9.1	Schläuche und Befeuchtung	69
9.2	Sauerstoffsonden	71
9.3	Tragehilfen	78
10	**Verordnung, Kosten und Rechtslage**	**81**
11	**Betreuung zu Hause und im Urlaub**	**85**
11.1	Service	85
11.2	Sicherheitshinweise zum Umgang mit Sauerstoff	86
Aktuelle weiterführende Literatur		**89**
Sachverzeichnis		**91**

1 Ursachen und Folgen der chronischen Hypoxämie

1.1
Ursachen

Eine chronische Hypoxämie durch Lungenerkrankungen ist die häufigste Indikation für eine Sauerstofflangzeittherapie. Chronische Hypoxämie bedeutet irreversible respiratorische Insuffizienz (Abb. 1). Sie

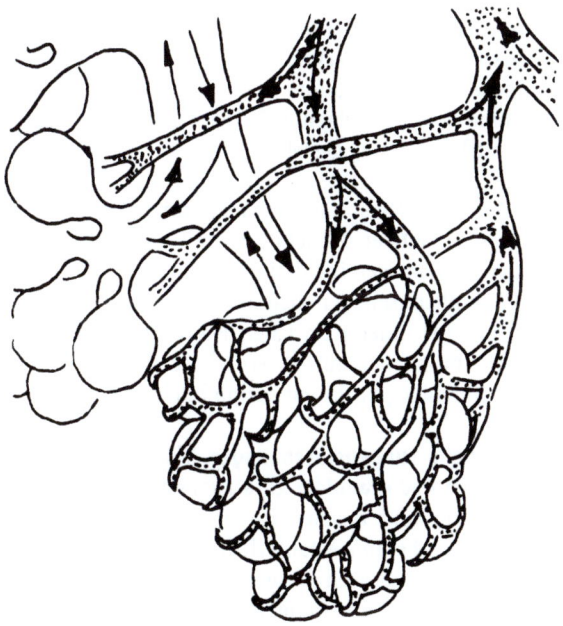

Abb. 1. Pulmonaler Gasaustausch – eine Schemazeichnung: Für eine suffiziente Oxygenierung müssen ausreichend viele Alveolen ventiliert und perfundiert werden. Zudem ist das Gleichgewicht zwischen Perfusion und Atemstrom wesentlich für den Gasaustausch (mod. nach Petro, Medicus)

bedeutet eine verminderte Leistungsfähigkeit und eine Einschränkung der Lebensqualität durch die Atemnot. Je nach Ausprägung geht der chronische Sauerstoffmangel auch mit einer erhöhten Morbidität und Mortalität einher.

Von einer *Partialinsuffizienz* spricht man, wenn der Sauerstoffpartialdruck (p_aO_2 oder pO_2) den unteren Normwert unterschreitet (s. Abschn. 4.1.2). Von einer *respiratorischen Globalinsuffizienz* spricht man, wenn zudem der Kohlendioxidpartialdruck (p_aCO_2 oder pCO_2) 45 mmHg überschreitet. Die Indikation zur Sauerstofflangzeittherapie wird gestellt, wenn der pO_2 unter 60 mmHg abfällt. In den angloamerikanischen Ländern wird weniger als 55 mmHg (7,3 kPa) als Indikation zur Sauerstofflangzeittherapie erachtet. Letzteres deckt sich mit aktuellen Untersuchungen, Menschen mit einem pO_2 zwischen 55 und 60 mmHg (8 kPa) profitieren im Mittel nicht von der Sauerstoffinhalation.

Die in Frage kommenden Lungenerkrankungen sind meist die chronische Bronchitis und/oder das Lungenemphysem (COPD) und interstitielle Lungenerkrankungen (v. a. Lungenfibrosen und die Sarkoidose). Die Indikation zur Sauerstofflangzeittherapie wird nach pneumologischer Diagnostik der Grunderkrankung, Therapie und Verlaufsbobachtung gestellt.

COPD (Abb. 2). Meist handelt es ich um fortgeschrittene Stadien chronisch-obstruktiver Bronchitiden mit oder ohne Emphysem auf dem Boden langjährigen Inhalationsrauchens.

Wesentlich seltener sieht man eine respiratorische Insuffizienz durch COPD anderer Ursachen. Hierzu gehören langjähriges schweres Asthma bronchiale, rezidivierende schwere Infektionen bei Immunglobulinmangel, α_1-Proteinaseinhibitor-Mangel u. a.

Interstitielle Lungenerkrankungen (fibrosierende Alveolitiden, immunologische und granulomatöse Lungenerkrankungen). Sie sind meist progredient und machen in fortgeschrittenen Stadien eine Sauerstofflangzeittherapie erforderlich. Neben der chronischen Hypoxämie ist bei Lungenfibrosen oft auch eine Rechtsherzbelastung die Indikation zur Sauerstofftherapie. Die idiopathische Lungenfibrose und die Sarkoidose sind die zweithäufigsten Ursachen, nach der COPD durch Inhalationsrauchen, für eine chronische Hypoxämie. Die sekundären interstitiellen Lungenerkrankungen sind seltener. Hierzu gehören u. a.

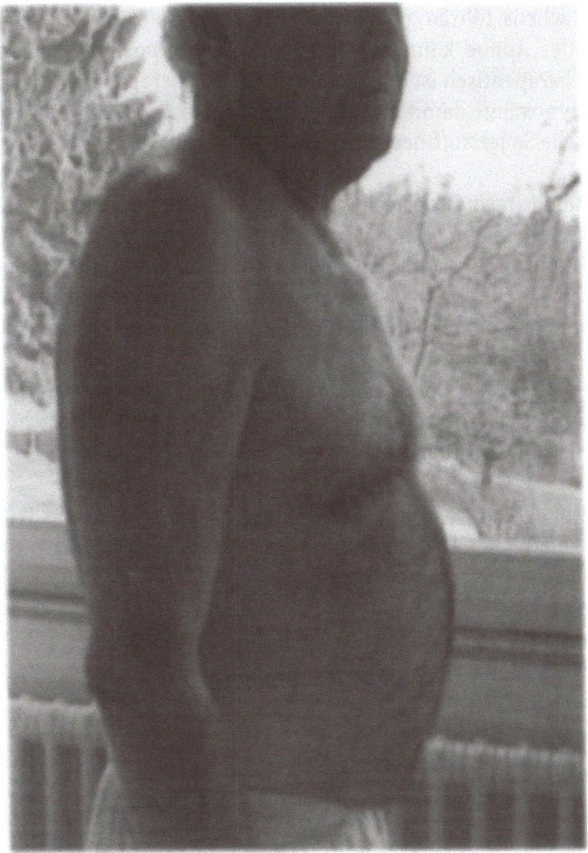

Abb. 2. Fassthorax: Eine chronisch überblähte Lunge bei Emphysem deformiert den Thorax. Hierbei wird der Gasaustausch auch durch eine ungünstige Atemmechanik eingeschränkt

die exogen-allergische Alveolitis, Rheuma/Kollagenosen, Vaskulitiden, Asbestose und Silikose, medikamenteninduzierte Lungenerkrankungen (Amiodaron, u. a.), ARDS.

Obstruktive schlafbezogene Atmungsstörungen (OSBAS). Schwäche und Kollaps sowie Engstellung und submuköse Fetteinlagerung des

Rachens führen zu nächtlichen Atmungsstörungen. Hypoventilation oder Apnoe können eine nächtlichen Hypoxämie zur Folge haben. Therapeutisch ist die nächtliche CPAP-Therapie über Maske. Kann die Hypoxämie damit nicht behoben werden, so ist eine zusätzliche nächtliche Sauerstofftherapie erforderlich (Abb. 3).

Adipositasinduzierte Hypoventilation. Übergewicht führt zur Einengung der Lunge und des Rachens. In Ruhe und im Schlaf kann eine Hypoxämie resultieren. Bei Belastung steigt der Sauerstoffpartialdruck im Sinne einer respiratorischen und perfusorischen Verteilungsstörung. Therapeutisch wäre die Gewichtsreduktion, die allzuoft nicht erfolgreich ist. In zweiter Linie sollte eine nächtliche CPAP- oder Bi-PAP-Therape über Maske versucht werden; leider wird diese oft nicht akzeptiert. Alternativ oder additiv ist ggf. eine nächtliche Sauerstofftherapie erforderlich.

Mukoviszidose. Diese Erkrankung ist angeboren und tritt in unterschiedlicher Ausprägung auf. Das Sekret der exokrinen Drüsen ist zähflüssig. Die schwerwiegendsten Folgen sind die Pankreasinsuffizienz

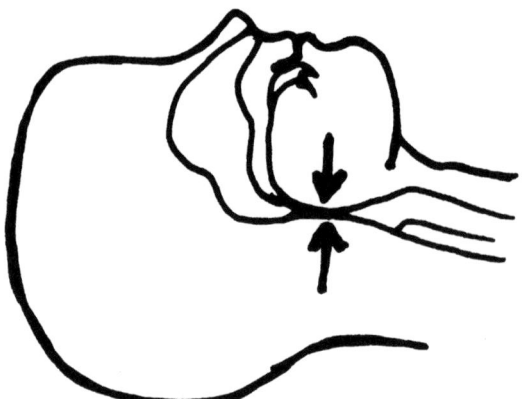

Abb. 3. Obstruktives Schlafapnoesyndrom: Ein Kollaps der oberen Atemwege erhöht den Atemwegswiderstand und führt zur vermehrten Atemarbeit. Kollabiert der Rachen vollständig und/oder kann die erhöhte Atemarbeit nicht mehr aufgebracht werden, so kommt es zur Hypoxämie

und Atemwegserkrankungen. Letztere resultiert in einer obstruktiven, deformierenden Bronchitis mit oft ausgedehnten Bronchiektasien.

Restriktiv-obstruktive Lungenerkrankungen. Sie sind heute zunehmend seltener. Früher waren sie in erster Linie Folge des fibrös-zirrhotischen Umbaus der Lunge nach ausgedehnter kavernöser Lungentuberkulose. Ein identisches Bild sieht man bei einer Sarkoidose, thoraxradiologisch Typ IV. Das Swyer-James-Syndrom (einseitige Lungenhypoplasie nach schwerem Infekt im Säuglingsalter) und ausgedehnte Bronchiektasien sind heute, dank der Möglichkeit zur suffizienten Antibiose, ebenfalls selten. Lungenfibrosen mit Vernarbung und Traktionsemphysem können ein ähnliches Bild liefern.

Tumorleiden. Atemwegsobstruktion, Pleuraerguss und/oder Lymphangiosis können zur Hypoxämie führen. Patienten mit Bronchialkarzinom oder Lungenmetastasen anderen Ursprungs haben häufig das subjektive Gefühl der Dyspnoe ohne Nachweis einer Hypoxämie. Möglicherweise ist dies bedingt durch eine Schwäche der Atempumpe und/oder vermehrte Atemarbeit. Durch Sauerstoffinhalation wird diese Atemnot gelindert.

Geschwächte Atempumpe. Vor allem Kyphoskoliosen und neuromuskuläre Erkrankungen führen zu einer Schwächung der Atempumpe. Bei CO_2-Retention mit Hyperkapnie ist die nicht-invasive Beatmung erforderlich. Bei persistierender Hypoxämie wird die Sauerstofftherapie eingeleitet. Massive Pleuraverschwartungen, Thoraxwanderkrankungen und Zwerchfellerkrankungen sind sehr selten und noch seltener Ursache einer Hypoxämie.

Sehr seltene Ursachen. Hier sind folgende Lungenerkrankungen zu nennen: chronisch-eosinophile Pneumonie, Churg-Strauß-Syndrom, alveoläre Mikrolithiasis, Alveolarproteinose, Lymphangioleiomyomatose, Hämosiderose oder pulmonale Histiozytose.

Lungengefäßerkrankungen. Sie können zur Hypoxämie führen. Es sind die primären und die sekundären pulmonalen Hypertonien, sekundär u. a. bedingt durch Appetitzügler, Kokain, rezidivierde Lungenembolien oder Vaskulitiden.

1.2
Folgen der Hypoxämie

Akute Hypoxämie. Bei akuter Hypoxämie steigen die Katecholaminspiegel an (Stress). Die Folgen sind bekannt: Angst, Agitation, Verwirrung, Ringen um Luft, kaltschweißige Stirn, Tachykardie und Blutdruckanstieg. Ursächlich sind z. B. Herzinsuffizienz, Lungenembolie, ARDS, exazerbierte obstruktive Atemwegserkrankung, Status asthmaticus oder Pneumonien.

Chronische Hypoxämie. Meist ist ein chronische Lungenerkrankung bekannt (COPD, Lungenfibrose, Silikose, etc.) Der Organismus adaptiert an eine Hypoxämie. Die Sauerstoffträger werden vermehrt (Erythropoetin- und Hämatokritanstieg). Stoffwechselvorgänge in der Zelle passen sich an niedrigere Sauerstoffpartialdrücke an. Bei Belastung wird das Herzzeitvolumen kompensatorisch gesteigert. Und – das zentrale Nervensystem „gewöhnt" sich an die Hypoxämie, die „Sollwert-Einstellung" wird den Ist-Gegebenheiten angenähert (Abb. 4).

Ursachen der Dyspnoe. Es ist nicht nur die Hypoxämie. Eine Versteifung, Überdehnung oder Einengung von Lunge und Thorax verändert die Atemmechanik, verändert die Wahrnehmung des Dehnungszustandes der Atempumpe, erhöht die Atemarbeit, was wiederum das Gefühl der Atemnot erzeugt. Hierzu gehören die Herzinsuffizienz mit steifer Lunge bei Prälungenödem, ohne dass sich dies in den Blutgasen niederschlagen muss. Ähnliches gilt für die Lungenembolie und den Asthmaanfall. Bei Adipositas engt Fett Lunge, Thorax und Zwerchfell ein. Eine Zwerchfellschwäche muss durch Mehrarbeit der nichtgelähmten Atempumpe kompensiert werden. Nicht selten haben diese Menschen Atemnot und kompensieren sogar überschießend mit hochnormalem Sauerstoffpartialdruck und Hypokapnie. Deshalb werden bei Hyperventilationstetanien auch regelhaft ein Asthma bronchiale und Lungenembolien abgeklärt.

Schwerste Atemnot bei leichtgradiger Hypoxämie beobachtet man bei einem Lungenemphysem mit Überblähung. Der überdehnte Brustkorb induziert neuroreflektorisch ein Gefühl schwerster Dyspnoe. Dabei können die Blutgase, zumindest in Ruhe, normal sein.

Nicht ungewöhnlich ist die anamnestische Angabe, dass eine Atemnot plötzlich aufgetreten sei. Oft ist dies eine Exazerbation einer vorbestehenden Lungenerkrankung.

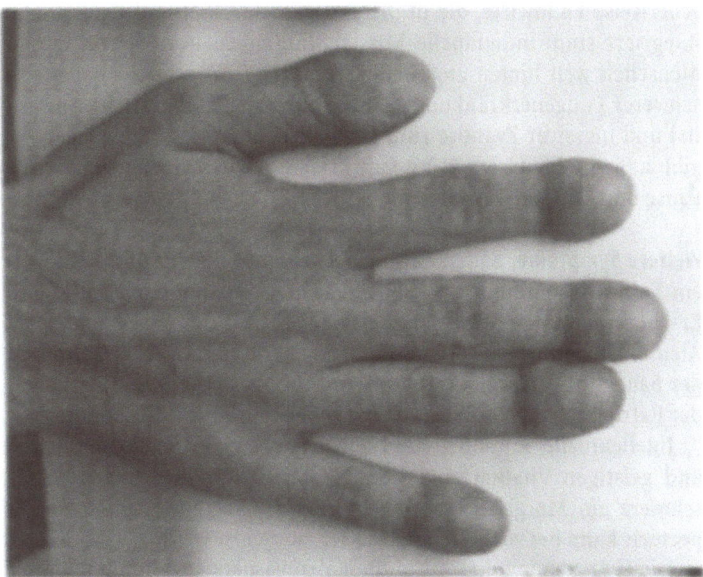

Abb. 4. Uhrglasnägel und Trommelschlegelfinger sind ein Hinweis auf eine chronische Lungenerkrankung. Mediatoren induzieren u. a. eine Gefäßhyperplasie, die zum Anschwellen der Fingerendglieder führt

Wahrnehmung der Atemnot. Akute Atemnot ist immer Stress. Wegen der Adaptation zentraler Chemorezeptoren wird eine chronische Hypoxämie subjektiv oft lange Zeit nicht wahrgenommen. Ein Sauerstoffpartialdruck mit einem pO_2 von 50 mmHg kann akut schwerste Dyspnoe mit allen Konsequenzen bewirken. Nach langjähriger Gewöhnung kann ein Betroffener mit einer derartigen Hypoxämie, subjektiv mit nur geringer Atemnot, mehrere Etagen steigen.

Dyspnoe wird auch individuell unterschiedlich wahrgenommen. Die Ursache für die unterschiedlichen Wahrnehmungsschwellen ist nicht bekannt. Ein Aspekt ist sicher der unterschiedliche Umgang mit Befindlichkeitsstörungen. Etwas überzeichnet beschrieben wird folgende Erfahrung:

Intellektuelle Stadtbewohner, die ein Appartement bewohnen, mit Tendenz zur Vereinsamung und Depression, nehmen Dyspnoe (sowie andere Krankheitssymptome) deutlich wahr; das Lebensgefühl wird dadurch derart depriviert, dass umgehend medizinische Hilfe gesucht wird. Auf der anderen Seite stehen beispielsweise Landbewohner, typischerweise Landwirte, die in die Dorfgemeinschaft und Großfamilie integriert sind. Individuelle Missempfindungen werden von diesen Menschen weit hinten angestellt. Typischerweise geht ein Bauer mit schwerer Lungenerkrankung (z. B. COPD, exogen-allergische Alveolitis) und massiver Zyanose zum Holzfällen, ohne sich zu beklagen. Er gibt z. B. an: „Wenn ich keine Luft kriege, mache ich eben eine kurze Pause und atme ein bisschen mehr."

Weitere Symptome. Sauerstoffmangel schränkt die Leistungsfähigkeit ein. Subjektiv empfindet der Betroffene meist Atemnot und muskuläre Erschöpfung. Letztere tritt bei Belastung oft vor der Atemnot auf. Die Atemmuskulatur beansprucht bei Lungenerkrankungen den Großteil der Sauerstoffversorgung. Damit wird die Versorgung und Perfusion der Extremitäten gedrosselt – Folge ist die muskuläre Erschöpfung.

Intellektuelle Einbußen und Einschränkungen der körperlichen und geistigen Vitalität sind fremdanamnestisch zu erfragen. Kopfschmerz am Morgen ist bei nächtlicher Hypoxämie häufig, Angina pectoris kann bei vorbestehender KHK ausgelöst werden.

Die Hypoxämie führt zur pulmonalen Vasokonstriktion und damit zur Rechtsherzbelastung. Ein Cor pulmonale ist bei fibrosierenden Alveolitiden häufig, weniger häufig beim COPD-Typ „blue bloater" und fast nie beim COPD-Typ „pink puffer" mit Emphysem. Dies korreliert mit der unterschiedlich schweren Ausprägung der Hypoxämie und dem strukturellem Umbau des Interstitiums.

Periphere Ödeme. Bei Lungenpatienten handelt es sich ursächlich nur ausnahmsweise um ein Cor pulmonale oder eine Herzinsuffizienz. Das Herzminutenvolumen ist sogar meist erhöht. Die Hypoxämie führt zur Katecholaminausschüttung; dadurch wird die Nierenperfusion gedrosselt. Dies führt alleine nur selten oder zu einer geringen Flüssigkeitsretention.

Eine Hyperkapnie führt zudem zur peripheren Vasodilatation (u. a. rote Konjunktiven). Nun sinkt die renale Perfusion kritisch ab und der Renin-Angiotensin-Aldosteron-Mechanismus springt an. Es ist also keine Herzinsuffizienz oder ein Cor pulmonale, sondern eine Flüssigkeitsretention. Mit einer Beseitigung der Hyperkapnie (z. B. durch eine nächtliche Maskenbeatmung) werden die Ödeme mobilisiert und ausgeschieden.

Natürlich begünstigen diastolische oder gar systolische linksventrikuläre Insuffizienzen eine Flüssigkeitsretention oder können alleinige

Ursache sein. 50% der peripheren Ödeme sind auf eine Linksherzinsuffizienz zurückzuführen. Die mechanistische Vorstellung von einer Rechtsherzinsuffizienz trifft nur für einen kleinen Teil der Menschen mit peripheren Ödemen zu.

Eine Flüssigkeitsretention kann zu einer kardialen Dekompensation führen, v. a. bei geschädigtem Herzen (Alkohol, KHK, Hypertonie, etc.). Allerdings muss der Pathomechanismus diagnostisch und therapeutisch bedacht werden. Die alleinige Behandlung der Herzinsuffizienz wäre nicht erfolgreich. Es besteht eine Diuretikaresistenz, die man mit einer Behandlung der Lungenkrankheit überwinden kann.

Komplikationen. Bei chronischer Hypoxämie durch oben genannte Lungenerkrankungen vermindert die Hypoxämie die Überlebenszeit. Eine Rechtsherzbelastung kann zum Cor pulmonale mit massivem Rückstau führen. Die körperliche und geistige Vitalität ist eingeschränkt. Folgen sind berufliche Einschränkungen bis zur Pflegebedürftigkeit. Folgen der Immobilität sind zudem Osteoporose, gehäuft Lungenembolien und die soziale Isolation der Betroffenen.

Lebensqualität. Atemnot schränkt die Lebensqualität massiv ein. Ein eingeschränkter Bewegungsradius führt zur gesellschaftlichen Isolation und hat gesundheitliche Konsequenzen.

2 Indikationen zur Sauerstofflangzeittherapie

Neben der Lebenserwartung wird auch die Lebensqualität durch die chronische Hypoxämie eingeschränkt. Die Sauerstofflangzeittherapie ist bei chronischer Hypoxämie indiziert. Das Symptom Atemnot wird beseitigt oder zumindest gemildert. Die Komplikationen der chronischen respiratorischen Insuffizienz können vermieden werden. Das Ziel ist im Idealfall die Eingliederung in das berufliche und/oder gesellschaftliche Leben sowie Beschwerdefreiheit.

Kriterien für die Verordnung einer O_2-Langzeittherapie

- *Patient ist rekompensiert:*
  Also frühestens 4–8 Wochen nach einer akuten Exazerbation.
- *O_2-Bedarf besteht trotz optimaler Therapie:*
  Medikamentös, physikalisch, „stop smoking".
- *pO_2 in Ruhe stets ≤55 mmHg:*
  Messung nach ≥15 min Ruhe. Mehrfachmessungen: ca. 3mal in 4 Wochen.
- *O_2-Zufuhr wirksam:*
  Der pO_2 muss durch eine Erhöhung des F_iO_2 auf >60 mmHg ansteigen oder mindestens um 10 mmHg ansteigen, ohne übermäßigen pCO_2-Anstieg.
- *Cor pulmonale:*
  Idealerweise mit Abfall eines pulmonalarteriellen Druckes unter O_2-Zufuhr (ggf. Rechtsherzkatheter).
- *Palliativ bei Karzinom ohne Hypoxämie:*
  Kein nachweislicher Nutzen; palliativ bei subjektiver Besserung.
- *Abklärung Hypoventilation:*
  Störungen der Atempumpe (z. B. Skoliose, neuromuskuläre Erkrankungen) erfordern primär eine nicht-invasive Beatmung.

Wenn die Sauerstofflangzeittherapie zur Anwendung kommt, so muss sie mehr als 16 h/Tag erfolgen, um einen Nutzen sicherzustellen. Idealerweise sollte sie nahezu 24 h/Tag durchgeführt werden. Ausnahmen sind die nächtliche Hypoxämie und die Belastungshypoxie. Die Indikation zur Sauerstofflangzeittherapie muss sicher gestellt werden. Der Nutzen ist nur dann gegeben. Diese Therapie ist zudem teuer.

Auch bei einem pO_2 >55 mmHg kann die Verordnung einer Sauerstofftherapie indiziert sein. Dies sind in erster Linie das Vorliegen einer pulmonalen Hypertonie, einer Rechtsherzinsuffizienz oder einer Polyglobulie (Hk ≥55%). Bei weiteren Risikofaktoren, v. a. einer relevanten koronaren Herzkrankheit, wird die Indikation im Einzelfall großzügiger zu stellen und zu begründen sein. Das Gefühl der Atemnot trotz pO_2-Werten >60 mmHg haben oft Emphysematiker vom Typ „pink puffer". Diese Menschen haben mitunter eine derart quälende Atemnot, dass man ihnen Sauerstofflangzeittherapie nicht vorenthalten kann, auch wenn ein „prognostischer Nutzen" nicht gesichert ist.

Keine gesicherten Indikationen für eine O_2-Therapie sind:

- *Nächtliche Entsättigungen:*
  nachts pO_2 <55 mmHg, und tagsüber pO_2 >55 mmHg;
  ggf. Verordnung bei morgendlichem Kopfschmerz und Abgeschlagenheit sowie Besserung mit O_2-Therapie. (DD: Herzinsuffizienz und OSAS abklären!).
- *Belastungshypoxie:*
  pO_2 <55 mmHg nur bei Belastung.
  Im Einzelfall Verordnung bei Linderung schwerer Atemnot bei Belastung und nachweislich wesentlicher Erweiterung des Bewegungsradius, der ohne O_2 invalidisierend gering wäre.

Rekompensation. Es ist unbedingt zu vermeiden, im Rahmen einer passageren Verschlechterung der Lungenfunktion eine Sauerstofflangzeittherapie in die Wege zu leiten. Nach Petro ist der Mehrfachnachweis über einen Ablauf von 2 Monaten zu führen. Laut Brewis kann eine Spontanverbesserung nach Krankenhausentlassung bis zu 3 Monate dauern. Sauerstoff wird ggf. passager verordnet, in der Regel hier als Konzentrator.

Hyperkapnie. Ein Anstieg eines niedrigen pCO_2 unter Sauerstofftherapie zeigt, dass dieser Patient vom Sauerstoff profitiert – er kann sich wieder erholen. Meist haben die Betroffenen hyperventiliert, um den Sauerstoffpartialdruck unter Raumluftatmung einigermaßen zu halten. Hyperventilation heißt allerdings bei kranker Lunge nicht unbedingt Hypokapnie. Diese lungenkranken Menschen haben oft ein hohes Atemminutenvolumen und sind trotzdem dabei normo- oder gar hyperkapnisch. Mit der Gabe von Sauerstoff kann die Atemarbeit vermindert werden und die Atemmuskulatur wird entlastet. Hiermit wird einer Erschöpfung der Atempumpe vorgebeugt.

Bei hyperkapnischen Patienten wird der optimale Flow schrittweise ermittelt, in der Regel Beginn ab 0,5 l/min. $^2/_3$ des CO_2-Anstiegs unter O_2-Zufuhr sind durch die nun ausreichende O_2-Zufuhr bedingt. Ein Anstieg des pCO_2 unter 8 mmHg innerhalb von 30 min O_2-Therapie spricht dafür, dass der Patient wahrscheinlich nicht bedrohlich hyperkapnisch werden wird (Kopfschmerz, CO_2-Narkose etc.) bzw. keine klinisch bedeutsame Reduktion des Atemantriebs erfahren wird. Bei Erschöpfung der Atempumpe (Munddruckmessung, Verlauf unter O_2-Therapie) ist eine Entlastung der Atempumpe mit nächtlicher nasaler Maskenbeatmung möglich.

Kooperation. Natürlich muss der Patient kooperieren. Er muss die Sauerstofftherapie aktiv wollen und anwenden. Geräteschulung und Einbeziehung der Angehörigen/Betreuer ist erforderlich. Eine möglichst optimale Anwendung der Sauerstofftherapie sollte sichergestellt werden. Hierfür bietet sich ein stationärer Aufenthalt an. Natürlich geht das auch ambulant, wenn entsprechende Strukturen zur Verfügung stehen.

Gerade bei der Verordnung der teuren mobilen Sauerstoffsysteme sollte die Verwendung sichergestellt sein. In der Klinik kann der objektive und subjektive Nutzen überprüft werden. Die Compliance, Verwendungszeit pro Tag und die Einstellung des Betroffenen zur Sauerstofftherapie werden erfasst. Verwirrte und/oder sehr alte Menschen können mit dieser Therapie oft nicht umgehen. Sie ziehen sich häufig die Nasensonde und profitieren oft nur bedingt davon.

Manche Menschen empfinden die Sonde, Sauerstoffleitung und Sauerstoffquelle als kosmetisch störend. Nicht selten hört man, dass man sich schämt und damit nicht zeigen will. Es gibt diesbzüglich einige begrenzte Hilfestellungen, s. Kap. 9.

Rauchen. Das Rauchen sollte unbedingt eingestellt werden. Unter Sauerstofftherapie kann die Glut zu massiven Gesichtsverbrennungen führen. Es ist nicht anzunehmen und nicht untersucht, ob Patienten, die weiterrauchen, von einer Sauerstofflangzeittherapie profitieren!

Deshalb wird Sauerstoff Rauchern meist nicht verordnet. Manche Autoren sehen im Rauchen eine Kontraindikation für eine Sauerstofftherapie. Dieser Standpunkt ist juristisch nicht haltbar. Es gibt viele Krankheiten, die therapiert werden, obwohl die Betroffenen ihre Risikofaktoren nicht beseitigen (Diabetes – Ernährung, Gelenkbelastung – Sport, Hypertonie – Gewicht, etc.). Beispielsweise ist es nicht vertretbar, einem COPD-Patienten, der das Rauchen nicht lassen kann, die Inhalationstherapie mit Dosieraerosolen vorzuenthalten. Bei uneinsichtigen Menschen, die weiterrauchen, wird man jedoch mit der Verordnung von Sauerstoff zurückhaltend sein (Abb. 5).

Abb. 5. Rauchen verboten – stimmt eigentlich nicht ganz, ein kleiner Schreckschuss ist jedoch erlaubt

3 Sauerstofftherapie bei akuter Atemnot

Ziel der Sauerstofftherapie ist in erster Linie die Behebung von Atemnot. Diese ist nicht eng mit dem Sauerstoffpartialdruck verknüpft. Durch vermehrte Atmung und ein erhöhtes Herzzeitvolumen kann die Sättigung >90% sein bzw. der pO_2 >60 mmHg gehalten werden. Deshalb wird in der Notfall- und Intensivmedizin Sauerstoff bei Atemnot umgehend gegeben. Man beachtet, dass Sauerstoff ausreichend zur Verfügung gestellt wird:

Kofaktoren der Sauerstoffversorgung. Die Sauerstoffversorgung des Gewebes hat überraschend wenig mit der Sauerstoffsättigung des Blutes zu tun. Wesentlich für die Sauerstoffversorgung ist die Sauerstofftransportkapazität. Dies erfordert einen ausreichenden Hämoglobingehalt des Blutes und ein ausreichendes Herzzeitvolumen.

Es gibt Hinweise, dass das Atmen von Sauerstoff das Herzzeitvolumen senken kann mit Engstellung der Gefäßperipherie, v. a. nach dem Herzinfarkt. Dies kann einerseits das Herz schonen, da genügend Sauerstoff mit geringerem Herzzeitvolumen transportiert wird. Andererseits kann dies aber auch zu einer peripheren und koronaren Unterversorgung führen. Sauerstoff wird deshalb bei stabilen Verhältnissen nach dem Herzinfarkt nur bei Hypoxämie gegeben. Im kardiogenen Schock wird mittels Einschwemmkatheter die Sauerstoffaufnahme be-

Sauerstoffinhalationssysteme

	O_2-Flussraten (l/min)	F_iO_2
Nasensonden	1	0,25
	3	0,3
	4	0,35
	5	0,4
Einfache Masken	10	0,6
Maske mit Reservoir	10	1,0

rechnet bzw. gemessen, da die peripher gemessenen Werte nur bedingt mit der Gewebsversorgung korrelieren.

Bei lungenkranken Patienten mit Hypoxämie sinkt mit der Gabe von Sauerstoff das Herzzeitvolumen. Dies ist gewünscht und drückt sich auch in einem Abfall des pulmonalarteriellen Druckes aus.

Bei jungen, gesunden Menschen kann im Extremfall (z. B. Zeugen Jehovas) ein Hämoglobingehalt bis 3 g% ausreichen, um das Gewebe mit Sauerstoff zu versorgen. Bei älteren Menschen mit Lungen- und/oder Herzerkrankungen sind hierfür Hb-Werte zwischen 15 und 18 g% erforderlich. Deshalb strebt man bei Menschen mit Herz- oder Lungenerkrankungen einen Hb-Wert >12–15 g% an.

Totraum. Dies ist der Raum, der zwar belüftet wird, aber nicht am Gasaustausch teilnimmt. Hier können beispielsweise Intratrachealsonden, Tracheostoma, Schaumpolster im Nasenloch, o.a. eine Lösung sein.

Shuntvolumen. Shunts durch Tumore oder Entzündungen (Pneumonie, Bronchiektasen) sollten bedacht werden.

Diffusionsstörungen. Sie sind eng mit der Grundkrankheit verknüpft. Hierzu gehören ARDS, Emphysem, Alveolitiden, etc.

Verteilungsstörung. Dies bedeutet, dass mangelperfundierte Lungenanteile belüftet werden, und umgekehrt, z. B. bei COPD. Dies ist ein Problem, das sich akut meist nicht lösen lässt.

Einschränkungen. Eine unkritisch angewandte Routine darf die Gabe von Sauerstoff jedoch nicht sein, denn es gibt Einschränkungen. Folgende 4 Konstellationen erfordern es, Sauerstoff nicht oder nur in geringer Menge zu geben:

- *Hyperkapnie*
  Bei vorbestehender Hyperkapnie wird der Atemantrieb über die Hypoxämie gesteuert. Wird eine Hypoxämie ausgeglichen, so fällt das Atemminutenvolumen, der pCO_2 steigt und es folgen Eintrübung bis zum Atemstillstand.
- *Adaptation*
  Menschen mit chronischer respiratorischer Insuffizienz sind an pO_2-Werte bis 40 mmHg adaptiert. Ich selbst erinnere mich an eine Dame, die mit einem pO_2 von 35 mmHg subjektiv beschwerdefrei die Treppe ging.

- **Vasokonstriktion**
Es gibt Hinweise, dass Sauerstoff vasokonstriktorisch wirkt. Bei schwerer AVK, KHK und beim Herzinfarkt sollte Sauerstoff nicht routinemäßig, sondern nur bei Hypoxämie gegeben werden.
- **Toxizität**
Zu beachten ist, das eine inspiratorische Sauerstoffkonzentration über 60% toxisch ist. Diese sollte möglichst nicht länger als 2–3 Tage gegeben werden, bei beatmeten Patienten ist dieser Zeitraum kürzer.

4 Blutgase und Säure-Basen-Haushalt

Bei der Blutgasanalyse (Abb. 6 und Abb. 7) interessiert nicht nur der Kohlendioxidpartialdruck pCO_2 und der Sauerstoffpartialdruck pO_2. Der Säure-Basen-Haushalt sagt sehr viel über die Grundkrankheit und das Ausmaß der Beeinträchtigung aus. Beispielsweise spricht eine metabolische Alkalose am Morgen für eine respiratorische Azidose nachts; man denkt an schlafbezogene Atmungsstörungen. Eine langanhaltende respiratorische Azidose über 6 h oder die chronische Hyperkapnie werden metabolisch kompensiert.

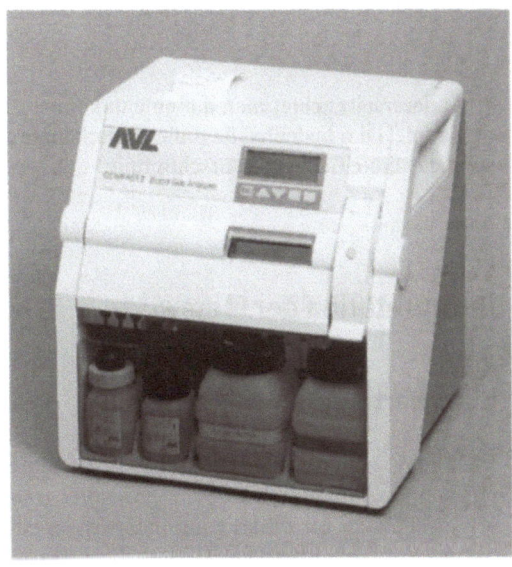

Abb. 6. Für die Blutgasanalyse stehen verschiedenste Geräte zur Verfügung. Preis, Service, Zuverlässigkeit und Folgekosten sind beim Kauf zu beachten. (Mit freundlicher Genehmigung von AVL Medizintechnik GmbH, Bad Homburg)

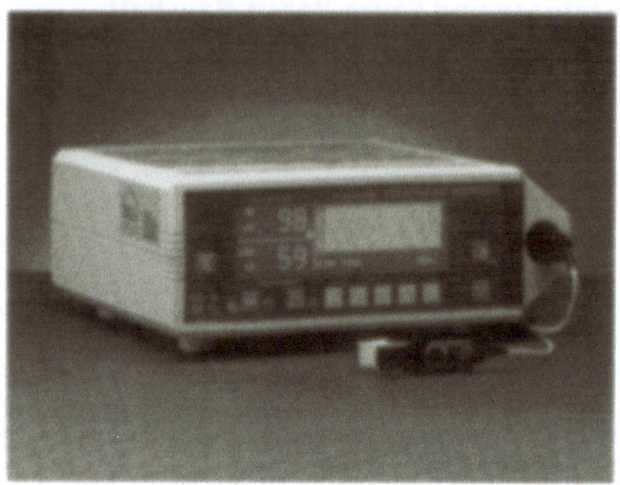

Abb. 7. Für die Verlaufskontrolle kann ein Pulsoxymeter herangezogen werden. (Mit freundlicher Genehmigung, Firma Heinen & Löwenstein, Bad Ems)

Andererseits achtet man auf eine unkompensierte Azidose bei Hyperkapnie. Dies bedeutet, dass die Hyperkapnie akut auftritt. Hier besteht die akute Gefahr der Erschöpfung.

4.1
Interpretation der Messwerte

4.1.1
Normwerte

Die Blutgasanalytik (BGA) erfasst auch die Säuren und Basen. Die Interpretation kann durch komplizierte Nomogramme und Berechnungen erfolgen. In der Praxis kann man sich an einfache Daumenregeln halten.

Normalwerte der Blutgasanalyse

Parameter	Arteriell	Rechter Vorhof (= gemischtvenös)
pH-Wert	7,38–7,42	7,31–7,41
pO_2 [mmHg]	80–100	35–40
pCO_2 [mmHg]	35–45	41–51
O_2-Sättigung (%)	>95	60–80
HCO_3 [mval/l]	22–26	22–26
Base excess (BE)	–2 bis +2	–2 bis +2

Die Bestimmung der kapillären Blutgase differiert von den arteriellen Blutgasen. Im Kapillarstromgebiet wurde das Blut schon teilweise ausgeschöpft. Deshalb wird das Kapillarblut arterialisiert: man reibt z. B. Finalgon auf das Ohrläppchen, lässt es 10 min einwirken und reibt nochmals. Nach Punktion darf nur das freifließende Blut in das heparinisierte Röhrchen einfließen. Quetscht man das Öhrläppchen, so erhält man eine artefizielle Azidose. Nach Arterialisierung beschreibt man diesen Partialdruck als pO_2 oder als p_aO_2. In der praktischen Pneumologie und in diesem Buch werden diese Abkürzungen synonym verwendet.

Dieses arterialisierte Kapillarblut differiert in der Regel nicht oder unwesentlich von der arteriellen BGA. Ausnahmsweise kann es sinnvoll sein unplausible Werte durch arterielle Punktion zu kontrollieren. Dies kann erforderlich werden, wenn die Vorbereitung nicht sorgfältig durchgeführt wurde, wenn ein Patient peripher mangelperfundiert ist und die Blutgase aus dem Ohrläppchen unplausibel scheinen.

4.1.2
Sauerstoffpartialdruck

Die arteriellen oder arterialisierten Sauerstoffpartialdruckwerte hängen vom Alter und vom Körpergewicht ab. Die individuellen Normwerte fallen mit zunehmendem Alter und/oder Körpergewicht ab. Bei einem 20 Jährigen erwartet man Werte um 90 mmHg, bei einem 80 jährigen Menschen Werte um 70 mmHg.

Individueller pO₂-Normwert. Er kann in Abhängigkeit vom Alter und vom Broca-Index im Nomogramm nach Ulmer (Abb. 8) abgelesen werden.

Der untere Grenzbereich errechnet sich aus dem Normwert minus 15. Bis 5 mmHg unter dem unteren Grenzbereich bezeichnet man als leichte Partialinsuffizienz, 5–10 mmHg als mittlere, und über 10 mmHg unter dem unteren Grenzbereich als schwere Partialinsuffizienz.

Der individuelle pO₂-Normwert ist auch nach einer Formel berechenbar. Diese Formel berücksichtigt allerdings nur das Alter:

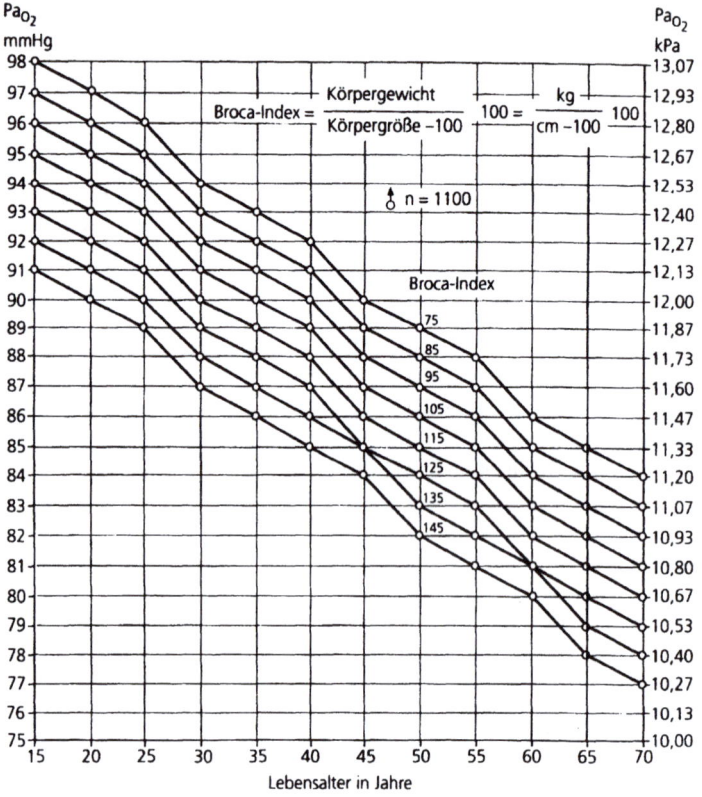

Abb. 8. Nomogramm zum Ablesen des individuellen pO₂-Normwertes. (Mit freundlicher Genehmigung nach Ulmer et al. 2000)

$pO_2 = 100{,}7 - (0{,}39 \times Lj.) \pm 8{,}96$

oder kürzer gilt:

$pO_2 = 100 - (0{,}4 \times Lj.) \pm 9$

pCO$_2$-Korrektur. Hyperventilation führt zu einem Abfall des pCO$_2$ und zu einem pO$_2$-Anstieg. Der erhöhte pO$_2$-Wert muss korrigiert werden. Die Bandbreite der angebotenen Formeln bewegt sich zwischen den beiden nachfolgenden:

pO$_2$-korrigiert = pO$_2$-gemessen $-1{,}66 \times (40 - pCO_2$-gemessen$)$

pO$_2$-korrigiert = pO$_2$-gemessen $-1{,}25 \times (36 - pCO_2$-gemessen$)$

4.1.3 Interpretationsregeln

Interpretation der BGA

Regel 1: Eine pCO$_2$-Veränderung um 12 mmHg verändert den pH-Wert um 0,1.
Regel 2: Eine BE-Veränderung um 6 mval/l verändert den pH-Wert um 0,1.
Regel 3: Natrium-Bikarbonat-Bedarf zum vollständigen Ausgleich einer metabolischen Azidose:
BE $\times$ kgKG $\times$ 0,3 (mmol)
langsam zentral infundieren, zunächst nur die halbe Dosis, dann BGA-Kontrolle.
Regel 4: Der pCO$_2$ beschreibt das Ausmaß der Hypo- oder Hyperventilation.

---

10 Schritte zur Analyse von BGA-Störungen

1. pCO$_2$-Abweichung von 40 mmHg bestimmen.
2. Wie wäre demnach der berechnete pH-Wert (Regel 1)?
3. Deckt sich der berechnete mit dem gemessenem pH-Wert?

> 4. Sind die Werte annähernd identisch, so liegt eine respiratorische Störung vor.
> 5. Ist der gemessene pH-Wert <7,4 und der BE negativ, so besteht eine metabolische Azidose.
> 6. Hierbei wird logischerweise meist kompensatorisch hyperventiliert.
> 7. Ist der gemessene pH-Wert >7,4 und der BE-Wert positiv, so besteht eine metabolische Alkalose.
> 8. Hierbei wird logischerweise meist kompensatorisch hypoventiliert.
> 9. Das Ausmaß der metabolischen Störung wird erkannt, wenn nach Regel 1 der pH-Wert korrigiert wird.
> 10. Das Ausmaß einer metabolischen Kompensation wird erkannt, wenn nach Regel 2 der pH-Wert korrigiert wird.

Der pH-Wert beschreibt, ob eine Azidose oder Alkalose vorliegt. Eine Kompensation nähert den pH-Wert nur der Norm an. Normalisiert wird der pH durch eine metabolische oder respiratorische Kompensation nicht.

> *Einfache Beispiele zur Vorgehensweise*
>
> Beispiel 1: pCO_2 52 und pH-Wert 7,3:
> Ein pCO_2-Anstieg von 12 mmHg erklärt den pH-Abfall um 0,1, also eine rein respiratorische Störung ohne metabolische Komponente.
>
> Beispiel 2: pCO_2 40 und pH-Wert 7,25:
> Bei normalem pCO_2 ist der pH-Wert metabolisch bedingt; nach Regel 2 ist der BE ca. -10, was die BE-Messung bestätigen müsste.
>
> Beispiel 3: pCO_2 52 und pH 7,10:
> Der pCO_2-Anstieg erklärt den pH-Wert nur partiell; die Differenz erklärt sich aus einem BE von ca. -12; es läge also eine respiratorische plus metabolische Azidose vor, z. B. Polytrauma und Atempumpeninsuffizienz.

4.2 Metabolische Azidose

Die Frage bei der metabolischen Azidose (mAz) ist, ob Basen verloren werden (z. B. über den Darm), oder fixe Säuren hinzukommen (z. B. bei der diabetischen Ketoazidose). Diese Frage beantwortet die Berechnung der Anionenlücke.

Formel der Anionenlücke

Anionenlücke = Natrium − (Chlorid + HCO3)

Normwert: 8–12 mval/l

Die Logik ist ganz einfach: HCO_3 fällt bei mAz immer. Geschieht dies durch HCO_3-Verlust, so wird der Verlust durch Chloridretention ausgeglichen; die Anionenlücke nimmt dann nicht zu – man spricht von der hyperchlorämischen Azidose. Geschieht der HCO_3-Abfall durch Pufferung von Säuren, so bleibt das Chlorid unverändert; man spricht von der normochlorämischen Azidose.

Differentialdiagnose der metabolischen Azidose

Normale Anionenlücke = hyperchlorämische mAz	Darm:	Diarrhoe, Fistelung (z. B. Pankreas), Ileumstoma
	Niere:	Tubuläre Azidose, Karboanhydrasehemmer
Erhöhte Anionenlücke = normochlorämische mAz:	Exogen	Salizylate, Methanol, Äthanol, Ethylenglykol, Überernährung
	Endogen	Laktatazidose, Urämie, Ketoazidose (Diabetes, Hunger)

Therapie. Bei milden Azidosen über mit einem pH-Wert >7,1–7,2 besteht die Behandlung in der Beseitigung der Ursache. Ist dies nicht möglich oder der pH-Wert <7,1, so wird Natriumbikarbonat langsam zentralvenös infundiert. Die Dosierung entspricht zunächst nur der halben berechneten Menge, also BE × kgKG × 0,3 × 0,5 in mmol.

4.3
Metabolische Alkalose

Die häufigsten Komplikationen einer metabolischen Alkalose (mAl) sind generalisierte Krampfanfälle und kardiale Arrhythmien. Durch die vermehrte Affinität des Sauerstoffs an das Hämoglobin wird die Gewebsoxygenierung beeinträchtigt. Als schwer werden mAl mit einem pH-Wert >7,6 und einem Bikarbonatwert >50 mval/l bezeichnet. Hier liegt die Mortalität um 40%.

> *Chloridsensible mAl vs. chloridresistente mAl*
>
> - Urinchlorid <10 mmol/l = chloridsensible mAl:
>   - Renale Verluste durch Diuretika,
>   - gastrointestinale Verluste durch Magensonde, Erbrechen, schwere Diarrhö;
> - Urinchlorid >15 mmol/l = chloridrefraktäre mAl:
>   - Kortikosteroid-Medikation,
>   - Cushing-Syndrom,
>   - Hyperaldosteronismus,
>   - Bartter Syndrom.

Ad 1. H^+ und Cl^- wird meist über den Magen-Darm-Trakt verloren, z. B. über eine Magensonde oder Erbrechen. Der Verlust von H^+ bewirkt natürlich eine Alkalose. Überschüssiges HCO_3 könnte ausgeschieden werden, wenn ausreichend Chlorid zur Verfügung stünde. Die Therapie dieser Form der mAl besteht logischerweise aus der Zufuhr von Kochsalzlösung.

Ad 2. Chlorid- und Flüssigkeitsmangel gehen meist gemeinsam einher. Die Retention von Flüssigkeit erfordert ausreichend Kalium. Mit dem Zurückhalten von Wasser und Natrium muss Kalium ausgeschieden werden. Sind nicht genug Natrium und Kalium vorhanden, so wird H^+ ausgeschieden, und eine metabolische Alkalose entsteht oder wird verstärkt.

Ad 3. Die Natrium- und Flüssigkeitsretention durch Mineralokortikoide (Aldosteron, Kortison) bewirkt eine Hypokaliämie und mAl. Dies geschieht über einen Kaliumverlust (Natrium vs. Kalium), sobald Kalium erniedrigt ist über einen H^+-Verlust (Natrium vs. H^+).

Ad 4. Im Rahmen von Massentransfusionen von Erythrozytenkonzentraten kann es zu einer mAl kommen. Ursächlich ist das Citrat.

Ad 5. Bei Kaliummangel muss die Niere Kalium retinieren; kompensatorisch scheidet sie vermehrt H^+-Ionen aus. H^+ ist jedoch bereits erniedrigt, da Kalium aus den Zellen shiftet und kompensatorisch H^+ in die Zellen aufgenommen wird. Ein Kaliummangel kann kaum ausgeglichen werden, wenn es auch an Magnesium mangelt. Deshalb sollte bei Menschen unter Diuretikatherapie oder unvollständiger Ernährung auch ein Magnesiummangel bedacht werden.

Ad 6. Die Kompression des Herzens durch Beatmung behindert die Ausdehnung der Vorhöfe. Diese mangelnde Dehnung wird „vom Herzen als Flüssigkeitsmangel interpretiert". Natriuretisches Hormon wird vermindert vom Herzen freigesetzt. Nun wird Natrium retiniert, Kalium und H^+ hingegen ausgeschieden. Besonders ausgeprägt ist diese Nebenwirkung der Beatmung, wenn ein hoher PEEP verwendet werden muss.

Ad 7. Unter der Therapie obstruktiver Atemwegserkrankungen sind Hypokaliämien häufig. Dies gilt insbesondere bei schweren Formen, wenn auch Kortikosteroide oral eingesetzt werden – und wenn zudem Diuretika gegeben werden müssen. Kaliumbrause wird oft verordnet und nicht lange toleriert; es muss gut verdünnt werden. Wir verwenden auch Bananen (1 Banane hat 10 mmol Kalium, 1 Kalinor-Brause 40 mmol) und Kirschsäfte. Zudem wird Magnesium substituiert, um die Niere beim „Einsparen" von Kalium zu unterstützen.

Ad 8. Nach einer nächtlichen Hyperkapnie besteht die metabolische Kompensation noch über Stunden. Eine ausgeprägte Diurese am Morgen ist ein anamnestischer Hinweis.

In der Regel sind die Ursachen der mAl ein Mangel an Natrium, Chlorid, Kalium, Magnesium und Flüssigkeit. Begünstigt wird dies durch die Einnahme von Kortikosteroiden, β-Mimetika, Theophyllin, Diuretika und Beatmung mit PEEP. Eine exzessive Mineralokortikoidwirkung ist primär sehr selten oder iatrogen, also wenn hochdosiert mit Kortikosteroiden therapiert wird.

Unterschieden wird die chloridsensitive mAl von der chloridrefraktären mAl. Erstere kann mit NaCl und Flüssigkeit behandelt werden, letztere nicht. Man untersucht einfach Spontanurin auf die Chloridkonzentration. Ein Chlorid-Wert von weniger als 10 mmol/l spricht dafür, dass mit der Gabe von Natriumchloridinfusionen die mAl kompensiert werden könnte.

> *Chloridsensible mAl vs. chloridresistente mAl*
>
> - Urinchlorid <10 mmol/l = chloridsensible mAl:
>   - Renale Verluste durch Diuretika,
>   - gastrointestinale Verluste durch Magensonde, Erbrechen, schwere Diarrhö;
> - Urinchlorid >15 mmol/l = chloridrefraktäre mAl:
>   - Kortikosteroid-Medikation,
>   - Cushing-Syndrom,
>   - Hyperaldosteronismus,
>   - Bartter Syndrom.

Therapie. Bei chloridsensibler mAl wird mit der Substitution von NaCl und Flüssigkeit (Kochsalzlösung) behandelt. Meist liegt bereits ein Kaliummangel vor, der ausgeglichen werden muss. Dieser Mangel muss messtechnisch nicht ausgeprägt sein, da intrazelluläres Kalium gegen H^+ ausgetauscht wurde. Eine ausreichende Gabe von Kalium ist also immer indiziert, wenn keine Nierenfunktionsstörung vorliegt. Magnesium sollte nicht vergessen werden.

Bei chloridrefraktärer mAl durch Kortikosteroidgabe kann durch frühzeitige Kaliumsubstitution einer mAl vorgebeugt werden. Die kombinierte Gabe von Aldosteronantagonisten hat sich bewährt.

Die Substitution von HCl ist selteneren, ausgeprägten und anderweitig therapieresistenten mAl vorbehalten. Ab einem pH-Wert >7,6 und einem Serumbikarbonatwert deutlich >35 mval/l kann dies erwogen werden. Die Berechnung erfolgt wie bei der mAz. Allerdings wird nur in kleinen Schritten (fraktionierte Gaben) langsam zentralvenös infundiert und immer wieder kontrolliert. Das Zielserumbikarbonat ist 35 mval/l.

4.4
Respiratorische Azidose

Sie ist Folge einer Atempumpeninsuffizienz mit resultierender Hyperkapnie. Diese Atempumpeminsuffizienz kann zentral, muskulär oder pulmonal begründet sein.

> *Häufigste Ursachen einer Atempumpeninsuffizienz*
>
> - ARDS (Sepsis, Pneumonie, Inhalationstrauma, etc.)
> - Fortgeschrittene COPD
> - Overlapsyndrom = COPD + Schlafapnoesyndrom
> - Akuter Asthmaanfall
> - Kyphoskoliose
> - Sedierung mit Opiaten und/oder Benzodiazepinen
> - Mangelhafte Beatmung
> - Thoraxtrauma (Rippenfrakturen, „flail chest")
> - Wirbelsäulentrauma
> - Seltene neuromuskuläre Erkrankungen (z. B. Myasthenie, Muskeldystrophie Typ Duchenne, etc.)
> - Lungenödem, erst bei fortgeschrittenen Fällen
> - Pneumothorax

Eine Hyperkapnie entsteht, sobald sich die Atempumpe erschöpft. Bei akuten Fällen, z. B. dem ARDS, darf nicht gezögert werden mit der Beatmung. Bei chronischen Lungenerkrankungen besteht meist eine Adaptation. Falls eine Beatmung bei chronischen Lungenerkrankungen indiziert wäre, bevorzugt man initial die nicht-invasive Beatmung mit Nasenmaske; Respiratorentwöhnungen nach Intubation sind bei diesen Patienten sehr schwierig.

Chronische Hyperkapnien erkennt man an der metabolischen Kompensation. Diese Menschen sind meist adaptiert. Eine Verbesserung deren Leistungsfähigkeit wird durch die nächtliche Maskenbeatmung erreicht. Etabliert ist dieses Verfahren für Patienten mit Kyphoskoliose und neuromuskulären Erkrankungen. Bei kooperativen Patienten mit chronischer Bronchitis und Adipositas („blue bloater") kann zumindest eine Befindlichkeitsbesserung erreicht werden. Bei Emphysempatienten erreicht man in der Regel weder objektiv noch subjektiv eine Besserung; deren Problem ist das zunehmende „air trapping" unter Beatmung, sodass eine Verbesserung der Überlebenszeit nicht erreicht wird.

Nächtliche Hyperkapnien erkennt man an einer morgendlichen metabolischen Alkalose. Es dauert ca. 6 h, bis die metabolische Kompensation wirksam wird und ca. 6 h, bis sie wieder abgeklungen ist. Die Ausscheidung von Bikarbonat führt zur morgendlichen Pollakisurie und zu Elektrolytverlusten (v. a. Natrium und Kalium). Meist findet man bei diesen Menschen ein Schlafapnoesyndrom, Kyphoskoliose, neuromuskuläre Erkrankungen oder ein Overlapsyndrom. Letzteres ist die Kombination aus COPD, Adipositas-Hypoventilation und obstruktivem Schlafapnoesyndrom.

4.5
Respiratorische Alkalose

Bei einer respiratorischen Alkalose gibt es eine Reihe von Differentialdiagnosen abzuklären. Im klinischen Alltag ist es meist im Rahmen einer Aufregung bei stationärer Aufnahme zu sehen.

Differentialdiagnosen bei Hyperventilation

ZNS, Psyche
- Angst, Hyperventilationssyndrom, Schmerz, Aufregung
- Zentrale neurogene Hyperventilation bei Schädel-Hirn-Trauma, Tumor oder zerebralem Insult
- Salizylatintoxikation in der frühen Phase
- Fieber, frühe Sepsis

Geringer pO_2-Abfall
- Oft überschießende Kompensation durch Hyperventilation:
  - kleine Lungenembolie
  - Asthma (frühes Zeichen)
  - leichte Herzinsuffizienz
  - Pneumonie
  - Leben in großer Höhe
- Manifeste Hypoxämie, vollständige Kompensation oft nicht mehr möglich

Weitere
- Leberversagen (kompensatorisch)
- Schwangerschaft (erhöhter Atemantrieb)
- Überbeatmung (iatrogen)

5 Mustertexte zur Verordnung von Sauerstoff

Die Verordnung einer Sauerstofflangzeittherapie muss die Diagnose und die Indikationsstellung beschreiben. Man gibt an, seit wann der Patient in Behandlung ist. Wichtig ist auch, dass der Sauerstoffbedarf nach Ausschöpfung aller anderen medikamentösen Maßnahmen gestellt wurde. Intervalle zur Rekompensation nach Exazerbationen werden berücksichtigt.

Wesentliche Inhalte einer Verordnung

Diagnose:	zum Beispiel Lungenemphysem mit respiratorischer Partialinsuffizienz
Indikation:	pO_2 in Ruhe ohne Sauerstoffgabe. pO_2 in Ruhe mit Sauerstoffgabe, z. B. 2 l/min
Kommentar:	Hiermit sollte keine relevante Hyperkapnie eintreten und der pO_2 >60 mmHg sein.
Einstellung:	zum Beispiel 2 l/min, mindestens 16 h/Tag
Begründung:	Folgeerkrankungen und wiederholte Krankenhausaufenthalte sollten vermieden werden. Hierzu gehören Belastung des Herzens und Bewegungsmangel wegen Hypoxämie.
System:	Sauerstoffkonzentrator bei immobilen Patienten, Flüssigsauerstoffsysteme bei mobilen Patienten, Druckflaschen mit On-demand-Ventil bei geringer Mobilität; ggf. das empfohlene Produkt angeben, ggf. mit Kostenvoranschlag

Mustertexte

Der Text sollte bezüglich Form und Inhalt dem Anpruch und der Wichtigkeit der Sauertofflangzeittherapie und den langjährigen hohen Kosten gerecht werden.

Beispiel für den Inhalt eines Briefkopfes

Briefkopf:
Pneumologische Klinik Grünwald
Chefarzt Dr. med. Heinz Huber
96753 Oberfeld

Adressat:
An die Allgemeine Ortskrankenkasse
Direktion
Fritz-Kern-Str. 5
98763 Steinach

Betreff: Ärztliche Bescheinigung zur Vorlage bei der Krankenkasse

Patient: Müller Bernhard, geb. am 04.07.1932, Bürgermeister-Schmidt-Str. 12, 97453 Driesdorf

Diagnose: Idiopathische Lungenfibrose mit respiratorischer Partialinsuffizienz

Anrede: Sehr geehrte Damen und Herren,
o.g. Patient befindet sich seit dem 8.11.1998 in unserer stationären/ambulanten Behandlung.

Nun folgen Texte ähnlich den nachfolgenden Mustertexten. Diese Texte sind nicht starr zu handhaben. Im Einzelfall müssen Inhalte angepasst, verändert, weggelassen oder hinzugefügt werden. Die angegebenen pO_2-Werte sind Beispiele.

5.1
Flüssigsauerstoff für mobile Patienten

5.1.1
Bei respiratorischer Partialinsuffizienz

Während des stationären Aufenthaltes bei uns hat sich gezeigt, dass bei dem Patienten mit einer regelmäßigen Sauerstofftherapie die respiratorische Situation durch Anheben des Sauerstoffpartialdruckes deutlich gebessert werden kann.

Ohne Sauerstoffzufuhr zeigten sich bei dem Patienten in Ruhe konstant erniedrigte pO_2-Werte zwischen 46 und 50 mmHg, trotz intensiver medikamentöser Therapie. Bei körperlicher Belastung fällt der pO_2 unter 44 mmHg ab. In Ruhe ist unter pernasaler Applikation von 2 l O2/min ein Anstieg des pO_2 auf 65 mmHg ohne CO_2-Retention zu erzielen. Bei Belastung ist hierfür ein Sauerstofffluss von 5 l/min erforderlich.

Bei ansonsten noch gut erhaltener Mobilität verordnen wir deshalb ein Flüssigsauerstoffgerät mit Tragevorrichtung (z. B. ein Gerät der Firma XY), um die medizinisch erforderliche kontinuierliche Sauerstofftherapie zu gewährleisten. Durch die Sauerstofflangzeittherapie über 16 h/Tag versprechen wir uns eine Vermeidung von häufigen stationären Aufenthalten in Krankenhäusern. Der Atemnot, Erschöpfung der Atemmuskulatur und einer chronischen Belastung des Herzens kann vorgebeugt werden.

Der Patient kann zudem seinen Aktionsradius vergrößern. Atemnot bei Belastung konnte durch die Therapie mit tragbarem Flüssigsauerstoff wesentlich gebessert werden. Diesen Gewinn an Mobilität empfindet der Patient als deutliche Verbesserung an Lebensqualität. Hierdurch wird zudem den Risiken eines Bewegungsmangels entgegengewirkt (z. B. gesellschaftliche Isolation, Muskelschwund, Osteoporose, Pflegebedürftigkeit, Lungenembolien, wiederholte stationäre Aufenthalte usw.).

Wirtschaftlichkeitsberechnungen konnten zeigen, dass die parallele Verwendung eines Sauerstoffkonzentrators kostengünstig sein kann. In Ruhe wird dieser verwendet, wodurch Flüssigsauerstoff eingespart wird. Fakultativ ist also die zusätzliche Verordnung eines Sauerstoffkonzentrators (z. B. ein Gerät der Firma XY).

Wir bitten um Kostenübernahme für das Flüssigsauerstoffgerät mit Satellit und Tragevorrichtung. (Wirtschaftlich ist die zusätzliche Verwendung eines Sauerstoffkonzentrators.)

5.1.2
Bei respiratorischer Globalinsuffizienz

Während des stationären Aufenthaltes bei uns hat sich gezeigt, dass bei dem Patienten mit einer regelmäßigen Sauerstofftherapie die respiratorische Situation durch Anheben des Sauerstoffpartialdruckes deutlich gebessert werden kann.

Ohne Sauerstoffzufuhr zeigten sich bei dem Patienten in Ruhe konstant erniedrigte pO_2-Werte zwischen 40 und 52 mmHg, trotz intensiver medikamentöser Therapie. Bei körperlicher Belastung fällt der pO_2 ab unter 40 mmHg.

In Ruhe ist unter pernasaler Applikation von 2 l O_2/min ein Anstieg des pO_2-Wertes auf 61 mmHg ohne bedrohliche CO_2-Retention zu erzielen. Bei Belastung ist hierfür ein Sauerstofffluss von 7 l/min erforderlich. Bei ansonsten noch gut erhaltener Mobilität verordnen wir deshalb ein Flüssigsauerstoffgerät mit Tragevorrichtung (z. B. ein Gerät der Firma XY), um die medizinisch erforderliche kontinuierliche Sauerstofftherapie zu gewährleisten.

Durch Sauerstofflangzeittherapie über 16 h/Tag versprechen wir uns eine Vermeidung von häufigen stationären Aufenthalten in Krankenhäusern. Der Atemnot, Erschöpfung der Atemmuskulatur und einer chronischen Belastung des Herzens kann vorgebeugt werden. Der Patient kann zudem seinen Aktionsradius vergrößern. Atemnot bei Belastung konnte durch die Therapie mit tragbarem Flüssigsauerstoff deutlich gebessert werden. Diesen Gewinn an Mobilität empfindet der Patient als wesentliche Verbesserung an Lebensqualität. Hierdurch wird zudem den Risiken eines Bewegungsmangels entgegengewirkt (z. B. gesellschaftliche Isolation, Muskelschwund, Osteoporose, Pflegebedürftigkeit, Lungenembolien, wiederholte stationäre Aufenthalte usw.).

Wirtschaftlichkeitsberechnungen konnten zeigen, dass die parallele Verwendung eines Sauerstoffkonzentrators kostengünstig sein kann. In Ruhe wird dieser verwendet, wodurch Flüssigsauerstoff eingespart wird. Fakultativ ist also die zusätzliche Verordnung eines Sauerstoffkonzentrators (z. B. das Gerät der Firma XY).

Wir bitten um Kostenübernahme für das Flüssigsauerstoffgerät mit Satellit und Tragevorrichtung. (Wirtschaftlich ist die zusätzliche Verwendung eines Sauerstoffkonzentrators.)

5.1.3
Bei Belastungshypoxie

Während des stationären Aufenthaltes bei uns hat sich gezeigt, dass bei dem Patienten mit einer Sauerstofftherapie die respiratorische Situation bei Belastung durch Anheben des Sauerstoffpartialdruckes deutlich gebessert werden kann.

Ohne Sauerstoffzufuhr zeigten sich bei dem Patienten, trotz intensiver medikamentöser Therapie, bei körperlicher Belastung Sauerstoffpartialdrücke unter 49 mmHg. Hierbei empfindet der Patient eine ausgeprägte Atemnot, die seine Leistungsfähigkeit und seinen Bewegungsradius deutlich einschränkt. Mit einem Sauerstofffluss von 3 l/min können bei Belastung pO_2-Werte über 63 mmHg erzielt werden, und die Atemnot bei Belastung wird behoben.

Während des stationären Aufenthaltes konnte der Patient ein tragbares Flüssigsauerstoffgerät verwenden. Er konnte hierdurch seinen Aktionsradius vergrößern, die Atemnot bei Belastung konnte durch die Therapie mit tragbarem Flüssigsauerstoff wesentlich gelindert werden. Diesen Gewinn an Mobilität empfindet der Patient als deutliche Verbesserung an Lebensqualität. Während er ohne Sauerstoff an seinen Wohnbereich gebunden ist, kann er nun wieder außer Haus gehen, Spaziergänge machen und Besorgungen erledigen. Hierdurch wird auch den Risiken eines Bewegungsmangels entgegengewirkt (z. B. gesellschaftliche Isolation, Muskelschwund, Osteoporose, Pflegebedürftigkeit, Lungenembolien, wiederholte stationäre Aufenthalte usw.).

Er will die Sauerstofftherapie bei körperlicher Belastung regelhaft verwenden, voraussichtlich wird er mit Flüssigsauerstoff täglich mindestens 2–4 h außer Haus sein.

Bei ansonsten noch gut erhaltener Mobilität verordnen wir deshalb ein Flüssigsauerstoffgerät mit Rucksack (z. B. ein Gerät der Firma XY), um die medizinisch erforderliche Sauerstofftherapie zu gewährleisten. Wir bitten um Kostenübernahme für das Flüssigsauerstoffgerät mit Tragevorrichtung. Bei Wirbelsäulensyndrom empfehlen wir die Verwendung eines kleinen Satelliten mit 0,5 l Fassungsvermögen.

Wir empfehlen zunächst einen Leasingvertrag über 3 Monate, um dann die Indikation erneut zu prüfen und über die weitere Verordnung zu entscheiden.

5.2 Sauerstoffkonzentrator für immobile Patienten

5.2.1 Bei respiratorischer Partialinsuffizienz

Während des stationären Aufenthaltes bei uns hat sich gezeigt, dass bei dem Patienten mit einer regelmäßigen Sauerstofftherapie die respiratorische Situation durch Anheben des Sauerstoffpartialdrucks deutlich gebessert werden kann.

Ohne Sauerstoffzufuhr zeigten sich bei dem Patienten in Ruhe konstant erniedrigte pO_2-Werte zwischen 49 und 54 mmHg, trotz intensiver medikamentöser Therapie. In Ruhe ist unter pernasaler Applikation von 2 l O_2/min ein Anstieg des pO_2 auf 63 mmHg ohne CO_2-Retention zu erzielen.

Durch Sauerstofflangzeittherapie über 16 h/Tag versprechen wir uns eine Vermeidung von häufigen stationären Aufenthalten in Krankenhäusern. Der Atemnot, Erschöpfung der Atemmuskulatur und einer chronischen Belastung des Herzens kann vorgebeugt werden.

Wir verordnen deshalb einen Sauerstoffkonzentrator (z. B. das Gerät der Firma XY) und bitten um Kostenübernahme.

5.2.2 Bei respiratorischer Globalinsuffizienz

Während des stationären Aufenthaltes bei uns hat sich gezeigt, dass bei dem Patienten mit einer regelmäßigen Sauerstofftherapie die respiratorische Situation durch Anheben des Sauerstoffpartialdruckes deutlich gebessert werden kann.

Ohne Sauerstoffzufuhr zeigten sich bei dem Patienten in Ruhe konstant erniedrigte pO_2-Werte zwischen 49 und 54 mmHg, trotz intensiver medikamentöser Therapie. In Ruhe ist unter pernasaler Applikation von 2 l O_2/min ein Anstieg des pO_2 auf 63 mmHg ohne bedrohliche CO_2-Retention zu erzielen.

Durch Sauerstofflangzeittherapie über 16 h/Tag versprechen wir uns eine Vermeidung von häufigen stationären Aufenthalten in Krankenhäusern. Der Atemnot, Erschöpfung der Atemmuskulatur und einer chronischen Belastung des Herzens kann vorgebeugt werden.

Wir verordnen deshalb einen Sauerstoffkonzentrator. (z. B. das Gerät der Firma XY) und bitten um Kostenübernahme.

5.3
Sauerstoffkonzentrator für Patienten mit nächtlicher Hypoxämie

Während des stationären Aufenthaltes bei uns hat sich gezeigt, dass bei dem Patienten mit einer nächtlichen Sauerstofftherapie die respiratorische Situation durch Anheben des Sauerstoffpartialdruckes deutlich gebessert werden kann. Ohne Sauerstoffzufuhr zeigten sich bei dem Patienten in Ruhe nachts erniedrigte pO_2-Werte um 50 mmHg, bzw. lange anhaltende Sauerstoffsättigungsabfälle unter 85%. Trotz intensiver medikamentöser Therapie der COPD ist keine Besserung zu erreichen.

Andere Ursachen (wie obstruktives Schlafapnoesyndrom, Herzinsuffizienz, eine unzureichende Therapie der Grundkrankheit, etc.) wurden ausgeschlossen. In Ruhe ist unter pernasaler Applikation von 2 l O_2/min ein Anstieg des pO_2 auf 60 mmHg ohne CO_2-Retention zu erzielen.

Durch die nächtliche Sauerstofftherapie versprechen wir uns eine Vermeidung von häufigen stationären Aufenthalten in Krankenhäusern. Nächtlichem Sauerstoffmangel mit Atemnot, Erschöpfung der Atemmuskulatur und einer Belastung des Herzens kann vorgebeugt werden. Ohne Sauerstofftherapie traten morgendliche Kopfschmerzen und Abgeschlagenheit bei schlechtem Schlaf auf. Mit Sauerstofftherapie wurden diese Beschwerden beseitigt.

Wir verordnen deshalb einen Sauerstoffkonzentrator (z. B. das Gerät der Firma XY). Von einem Sprudelbefeuchter profitiert der Patient nicht.

Wir bitten um Kostenübernahme für einen Sauerstoffkonzentrator ohne Sprudelbefeuchter.

5.4
Anwendung bei Tumorpatienten mit Atemnot

Während des stationären Aufenthaltes bei uns hat sich gezeigt, dass bei dem Patienten durch die Sauerstofftherapie einer Atemnot, bedingt durch das Tumorleiden, erfolgreich entgegengewirkt werden kann.

Wir verordnen deshalb einen Sauerstoffkonzentrator (z. B. das Gerät der Firma XY) mit Sprudelbefeuchter und bitten um Kostenübernahme.

5.5
Sauerstoffdruckflaschen bei sehr geringer Mobilität

5.5.1
Bei respiratorischer Partialinsuffizienz

Während des stationären Aufenthalts bei uns hat sich gezeigt, dass bei dem Patienten mit einer regelmäßigen Sauerstofftherapie die respiratorische Situation durch Anheben des Sauerstoffpartialdruckes deutlich gebessert werden kann.

Ohne Sauerstoffzufuhr zeigten sich bei dem Patienten in Ruhe konstant erniedrigte pO_2-Werte um 50 mmHg, trotz intensiver medikamentöser Therapie. Bei körperlicher Belastung fällt der pO_2 ab unter 44 mmHg. In Ruhe ist unter pernasaler Applikation von 2 l O_2/min ein Anstieg des pO_2 auf 64 mmHg ohne CO_2-Retention zu erzielen. Bei Belastung ist hierfür ein Sauerstofffluss von 3 l/min erforderlich bzw. die Einstellung Stufe 5 am On-demand-Ventil der Druckflasche.

Wir verordnen deshalb einen Sauerstoffkonzentrator (z. B. das Gerät der Firma XY).

Durch Sauerstofflangzeittherapie über 16 h/Tag versprechen wir uns eine Vermeidung von häufigen stationären Aufenthalten in Krankenhäusern. Der Atemnot, Erschöpfungen der Atemmuskulatur und einer chronischen Belastung des Herzens kann vorgebeugt werden.

Bei erhaltener, aber geringer Mobilität, verordnen wir zusätzlich Sauerstoffdruckflaschen mit On-demand-Ventilen (z. B. Systeme der Firma XY), um die medizinisch erforderliche kontinuierliche Sauerstofftherapie auch bei Belastung zu gewährleisten. Die Sauerstoffdruckflaschen ermöglichen einen kleinen Aktionsradius.

Atemnot bei Belastung konnte durch die Therapie mit tragbarem Sauerstoff deutlich gebessert werden. Diesen Gewinn an Mobilität empfindet der Patient als wesentliche Verbesserung an Lebensqualität. Hierdurch wird auch den Folgen eines Bewegungsmangels entgegengewirkt (z. B. gesellschaftliche Isolation, Muskelschwund, Osteoporose, Pflegebedürftigkeit, Lungenembolien, wiederholte stationäre Aufenthalte, etc.).

Wir bitten um Kostenübernahme für tragbare Sauerstoffdruckflaschen mit On-demand-Ventil und Handwagen (oder Tragevorrichtung) sowie einen Sauerstoffkonzentrator.

5.5.2
Bei respiratorischer Globalinsuffizienz

Während des stationären Aufenthaltes bei uns hat sich gezeigt, dass bei dem Patienten mit einer regelmäßigen Sauerstofftherapie die respiratorische Situation durch Anheben des Sauerstoffpartialdruckes deutlich gebessert werden kann. Ohne Sauerstoffzufuhr zeigten sich bei dem Patienten in Ruhe konstant erniedrigte pO_2-Werte um 50 mmHg, trotz intensiver medikamentöser Therapie. Bei körperlicher Belastung fällt der pO_2 ab unter 44 mmHg.

In Ruhe ist unter pernasaler Applikation von 2 l O_2/min ein Anstieg des pO_2 auf 66 mmHg ohne bedrohliche CO_2-Retention zu erzielen. Bei Belastung ist hierfür ein Sauerstofffluss von 4 l/min erforderlich, bzw. die Einstellung Stufe 6 am On-demand-Ventil der Druckflasche. Wir verordnen deshalb einen Sauerstoffkonzentrator (z. B. das Gerät der Firma XY).

Durch Sauerstoff-Langzeittherapie über 16 h/Tag versprechen wir uns eine Vermeidung von häufigen stationären Aufenthalten in Krankenhäusern. Der Atemnot, Erschöpfung der Atemmuskulatur und einer chronischen Belastung des Herzens kann vorgebeugt werden.

Bei erhaltener, aber geringer Mobilität verordnen wir zusätzlich Sauerstoffdruckflaschen mit On-demand-Ventilen (z. B. Systeme der Firma XY), um die medizinisch erforderliche kontinuierliche Sauerstofftherapie auch bei Belastung zu gewährleisten. Die Sauerstoffflaschen ermöglichen einen kleinen Aktionsradius. Atemnot bei Belastung konnte durch die Therapie mit tragbarem Sauerstoff deutlich gebessert werden. Diesen Gewinn an Mobilität empfindet der Patient als wesentliche Verbesserung an Lebensqualität.

Hierdurch wird auch den Folgen eines Bewegungsmangels vorgebeugt (z. B. gesellschaftliche Isolation, Muskelschwund, Osteoporose, Pflegebedürftigkeit, Lungenembolien, wiederholte stationäre Aufenthalte, etc.).

Wir bitten um Kostenübernahme für tragbare Sauerstoffdruckflaschen mit On-demand-Ventil und Handwagen (oder Tragevorrichtung) sowie einen Sauerstoffkonzentrator.

6 Belastungshypoxie und nächtliche Hypoxämie

Belastungshypoxie. Dies bedeutet im engen Sinne Hypoxämie nur bei Belastung. Die Belastungshypoxie ist keine allgemeingültige, wissenschaftlich gesicherte Indikation zur Sauerstofftherapie. Es konnte in Studien kein Nutzen nachgewiesen werden bezüglich Überlebenszeit oder Rechtsherzbelastung.

Die meisten Menschen mit einer isolierten Belastungshypoxie sind an diese Einschränkung adaptiert und verlangen nach keiner Sauerstofftherapie. 25% der Betroffenen profitieren allerdings subjektiv von einer Therapie mit tragbarem Sauerstoff und werden dadurch wieder mobil. Zum Beispiel ist sie sinnvoll, wenn ein Mensch mit tragbarem Sauerstoff seine Mobilität wesentlich verbessert bzw. wieder arbeitsfähig wird, schwere Atemnot bei Belastung gelindert und dadurch die Lebensqualität gesteigert wird. Man muss also im Einzelfall die Indikation zur Sauerstofftherapie hier präzise beschreiben.

Bei fortgeschrittenen Fällen einer Lungenerkrankung besteht eine Hypoxämie in Ruhe und bei Belastung. Man muss nun prüfen, ob ein Betroffener unter Therapie mit tragbarem Sauerstoff bei Belastung wieder mobiler wird und/oder eine ausgeprägte Atemnot behoben wird. Dies spielt eine große Rolle, wenn diese Patienten sich in ihrem Umfeld bewegen wollen, Treppen gehen möchten/müssen und durch die Atemnot ansonsten an ihren engsten Wohnbereich gebunden wären. Erfasst werden Aktivitäten des täglichen Lebens und eine entsprechend ausreichende Sauerstofftherapie. Der pO_2 bei Belastung sollte >60 mmHg sein.

Bedarf bei Belastung. Menschen, die ein tragbares Flüssigsauerstoffgerät brauchen, verwenden es bei Belastung. Der Sauerstoffbedarf bei Belastung muss bestimmt werden. Entsprechend müssen die Messwerte der Blutgase bei individuell durchschnittlicher Belastung mit einem bestimmten Sauerstofffluss angegeben werden. Bewährt hat sich hierfür das Laufband oder zügiges Gehen im Flur mit Sauerstoff. Beispielsweise ist folgende Konstellation häufig: In Ruhe ist der erforderliche

Sauerstofffluss 2 l/min, bei Belastung in der Ebene 4 l/min, beim Treppensteigen 6 l/min.

Leasingvertrag vs. dauerhafte Verordnung. Bei Belastungshypoxie kann es fraglich sein, ob der Patient das teure Medikament wirklich regelmäßig nutzen wird. Hier empfiehlt sich ein Leasingvertrag über 3 Monate. Nach dieser Zeit kann man die Motivation des Betroffenen nachvollziehen und entsprechend ggf. definitiv verordnen.

Transport. Bei Belastungshypoxie bestehen oft Krankheiten des Bewegungsapparates. Ein Rucksack zum Tragen der Flüssigsauerstoffflasche kann ungeeignet sein. Besser ist hier ein Ziehwägelchen. Dies kann wiederum hinderlich sein beim Treppengehen oder bei unebenem Untergrund. In diesem Falle empfiehlt sich eine kleine Flüssigsauerstoffflasche mit 0,5 statt 1,2 l Inhalt. Manche verwenden einen Gehwagen, um den Sauerstoff zu transportieren; Modelle mit großen, luftgefüllten Reifen, Bremsen, Korb und Sitzfläche zum Ausruhen werden angeboten.

Nächtliche Hypoxämie. Es gibt keinen gesicherten Nutzen für die Sauerstofftherapie bei lediglich nächtlicher Hypoxämie. Damit ist die nächtliche Hypoxämie per se keine Indikation zur Sauerstofftherapie. Vor allem muss bei nächtlicher Hypoxämie immer eine aggravierende Ursache abgeklärt werden. Hierzu gehören in erster Linie die Herzinsuffizienz, das Schlafapnoesyndrom und die Adipositas-Hypoventilation.

Nächtliche Sauerstoffentsättigungen können zu morgendlicher Abgeschlagenheit, Vigilanzeinschränkungen und zu Kopfschmerzen führen. Ebenso kann der Nachtschlaf unter Hypoxämie nicht erholsam sein. Dann ist eine nächtliche Sauerstofftherapie nützlich und indiziert. Bei der Verordnung eines Sauerstoffkonzentrators muss dies auch so begründet werden.

Es gibt Hinweise, dass nächtliche Entsättigungen zur Verschlechterung der kognitiven Funktion führen könnten. Hierzu existieren eine Reihe von Untersuchungen, die mit speziellen Testsystemen eine Besserung durch die nächtliche Sauerstofftherapie zeigen konnten. Praktische Konsequenzen kann man hieraus für die Praxis noch nicht ziehen. Künftige Untersuchungen sind abzuwarten.

7 Problem der Hyperkapnie

7.1
Erschöpfung der Atempumpe

Lungenerkrankungen erfordern ein erhöhtes Atemminutenvolumen (AMV) und eine erhöhte Atemarbeit. Eine Erschöpfung der Atempumpe bedeutet Hyperkapnie. Das erforderliche Atemminutenvolumen kann nicht mehr aufrecht erhalten werden. Hyperkapnie heißt also, dass das AMV erhöht werden müsste.

Die gesunde Lunge eines Erwachsenen erfordert ein AMV um ca. 5 l. Eine erkrankte Lunge, z. B. bei einem ARDS, braucht jedoch 10–20 l, um einen suffizienten Gasaustausch zu gewährleisten. Zudem erfordert eine erkrankte Lunge nicht nur ein höheres AMV, sondern auch eine erhöhte Atemarbeit pro Zugvolumen. Beispielsweise sind ödematöse Lungen steif, oder überblähte Lungen verändern die Atemmechanik ungünstig.

Die Hypoxämie erfordert zum vollständigen oder partiellen Ausgleich eine erhöhte Atemarbeit. Dies kann akut oder chronisch zu einer Erschöpfung der Atemmuskulatur führen.

Respiratorische Partialinsuffizienz. Um einen Sauerstoffmangel zu kompensieren, wird hyperventiliert. Typisch ist die Hyperventilation bei Prälungenödem, kleineren Lungenembolien oder leichtem Asthma. Dabei sind die pCO_2-Werte <30 mmHg und die pO_2-Werte grenzwertig oder oft noch im Normbereich. Zuerst fällt bei Lungenerkrankungen also der pCO_2 und dann der pO_2 ab.

Bei ausgeprägten Verteilungsstörungen mit hohem Shuntanteil ist dieser Kompensationsmechanismus nicht erfolgreich. Der pO_2 fällt unter den individuellen Normwert, und die respiratorische Insuffizienz wird offensichtlich. Bei Erschöpfung der Atempumpe steigt der pCO_2 an, und es entsteht eine respiratorische Globalinsuffizienz.

> *Häufigste Ursachen der Hyperkapnie*
>
> - *Chronisch:*
>   - COPD
>   - Lungenfibrosen
>   - Kyphoskoliose
>   - neuromuskuläre Erkrankungen
>   - Adipositas-Hypoventilation
> - *Akut:*
>   - Schock, Sepsis, ARDS
>   - Herzversagen
>   - Phosphat-/Magnesiummangel
>   - Neuropathien
>   - Medikamenten

Respiratorische Globalinsuffizienz. Kohlendioxid diffundiert 300mal besser durch die Alveolarwand als Sauerstoff. Dadurch wirkt sich eine Lungenerkrankung erst spät auf den pCO_2 aus. Diffusionsstörungen und Verteilungsstörungen können noch lange Zeit durch ein erhöhtes AMV kompensiert werden, bevor es zur Hyperkapnie kommt. Hyperkapnie ist also ein Zeichen der Minderbelüftung, sie könnte durch Erhöhung des AMV beseitigt werden.

Diese vermehrte Atemarbeit kann akut oft nicht mehr aufgebracht werden, beispielsweise beim ARDS. Bei chronischen Lungenkrankheiten (z. B. COPD, Typ „blue bloater") entwickelt sich eine Hyperkapnie sehr langsam. Die Hyperkapnie ist bei chronischen Erkrankungen aber auch Ausdruck einer Ökonomisierung der Atemarbeit. Die Atemarbeit lässt sich reduzieren, wenn schlechtere Blutgase toleriert werden. Damit kann das Gleichgewicht aus Bedarf und erforderlichem Aufwand gehalten werden.

Patienten mit Lungenemphysem (Typ „pink puffer") tolerieren aus unbekannten Gründen keine Hyperkapnie. Deren Prognose ist schlechter als die der Bronchitispatienten vom Typ „blue bloater". Die Aufrechterhaltung einer Normokapnie führt bei Emphysematikern vorzeitig zur endgültigen Erschöpfung der Atempumpe. „Blue bloater" hingegen sind zyanotisch und hyperkapnisch, ohne quälende Atemnot zu empfinden – erschöpfende Atemarbeit wird dadurch vermieden. Warum diese beiden COPD-Typen so unterschiedlich reagieren, ist nicht bekannt. Möglicherweise liegt es an der Atemmechanik: Die massive Überblähung beim Emphysem ist wahrscheinlich die Ursache für Angst, Stress und Atemnot. Bei chronischer Bronchitis ist die Überblähung weniger ausgeprägt.

Akute Atemnot. Bei akuter Hypoxämie steigen die Katecholaminspiegel an (Stress). Die Folgen sind bekannt: Ringen um Luft, kaltschweißige Stirn, Angst, Agitation, Verwirrung, Tachykardie und Blutdruckanstieg. Ursächlich sind z. B. ARDS, Herzinsuffizienz, Asthma-Anfall. Oft ist der Verlauf so rasant, dass es garnicht erst zu einem pCO_2-Anstieg kommt, im Vordergrund steht die akute Hypoxämie.

Mittelfristige Erschöpfung. Sie betrifft meist Menschen, bei denen eine Atemstörung bekannt ist. Eine Hypoxämie wird durch Mehratmung oder Sauerstoffgabe gering gehalten. Dies ist beispielsweise der Fall bei COPD, Lungenfibrosen, Herzinsuffizienz, nach Respiratorentwöhnung u. a.

Ein rascher Anstieg des pCO_2 bei Erschöpfung der Atempumpe bewirkt alle Nebenwirkungen einer CO_2-Retention: zentrale Eintrübung, Kopfschmerz, Gefäßerweiterung (u. a. der Konjunktiven) mit Tachykardie und Blutdruckabfall. Steigt der pCO_2 innerhalb von 6 h an, so kann nicht metabolisch gegenreguliert werden. Der pH-Wert sinkt ab. Respiratorische Azidose ohne metabolische Kompensation ist also ein Zeichen der akuten Hyperkapnie. Die rasche Erschöpfung der Atempumpe kommt vor im Status asthmaticus, bei der exazerbierten COPD, beim ARDS, bei Thoraxtraumata usw.

Chronische Erschöpfung der Atempumpe. Bei chronischer Hyperkapnie, meist mit pCO_2-Werten um 50–70 mmHg, hat eine Adaptation stattgefunden. Flüssigkeit wurde retiniert, um die Blutgefäße ausreichend zu füllen. Durch renale und intrazelluläre Kompensationsmechanismen wird die respiratorische Azidose kompensiert.

Der Organismus hat sich an niedrige O_2-Sättigungen und hohe CO_2-Drücke adaptiert. Es gibt Menschen mit pCO_2 und pO_2 um 50 mmHg, die subjektiv ausreichend belastbar sind. Beispielsweise sind dies dicke Menschen mit Adipositas-induzierter Hypoventilation, COPD-Patienten vom Typ „blue bloater" oder Menschen mit Kyphoskoliose.

Munddruckmessungen. Um eine erkrankte Lunge zu füllen, ist ein starker initialer Sog erforderlich. Die Last der Atempumpe ist deshalb hoch. Mit zunehmender Erschöpfung der Atempumpe sinkt die maximale Saugkraft der Atempumpe, die Kapazität ist niedrig.

Die Munddruckmessungen können also eine Aussage machen über Last und Kapazität der Atempumpe. Eine drohende Erschöpfung kann erkannt werden. Meist korreliert diese Messung mit der respiratorischen Globalinsuffizienz bzw. Hyperkapnie. Eine wesentliche Zusatzinformation liefert diese Untersuchung, über Blutgase und Klinik hinaus, also nicht.

7.2
Therapie bei erschöpfter Atempumpe

Natürlich geht es immmer darum, die Grundkrankheit zu therapieren. Manchmal ist jedoch die Grunderkrankung nicht mehr zu bessern und/oder die respiratorische Störung steht im Vordergrund.

Akute respiratorische Insuffizienz. Wenn die Sauerstoffzufuhr nicht mehr ausreicht und pCO_2 kontinuierlich ansteigt, so muss beatmet werden. Eine Reihe von einfach erfassbaren Kriterien sind gute Indikatoren für die Indikation zur Beatmung.

Indikation zur Beatmung bei akuten (!) Erkrankungen

- Zeichen der Hypoxämie, Erschöpfung und intolerabler Stress, trotz Sauerstoffzufuhr
- Verhältnis Atemfrequenz zu Atemzugvolumen >105 (Frequenz in AZ/min, AZV in l)
- Atemfrequenz >35/min, Atemzugvolumen <4 ml/kgKG
- pO_2 <60 mmHg, trotz Sauerstoffzufuhr
- pCO_2-Anstieg über 10 mmHg und pCO_2 >50 mmHg, bei pH <7,1

Die nichtinvasive Beatmung in Akutsituationen gewinnt zunehmend an Bedeutung. Dies kann beispielsweise ein Lungenödem, eine Pneumonie oder eine infektexazerbierte COPD sein.

Chronische respiratorische Insuffizienz. Oft sind die Patienten an Hypoxämie und Hyperkapnie adaptiert. Nicht selten sieht man Menschen mit pCO_2 um 60 mmHg und pO_2 um 40 mmHg, die subjektiv dadurch wenig beeinträchtigt sind. Die Hyperkapnie ist bei chronischer respiratorischer Insuffizienz ein Zeichen für die Erschöpfung der Atempumpe.

Es besteht die Indikation zur Sauerstofflangzeittherapie, auch wenn der Betroffene hyperkapnisch ist. Allerdings bedarf es der engmaschigen Überwachung, da der Atemantrieb nicht mehr über das Kohlendioxid, sondern über die Hypoxämie gesteuert wird.

Der pCO_2 sollte unter Sauerstoffinhalation nicht über 8 mmHg innerhalb von 30–60 min ansteigen. Ansonsten droht die Eintrübung bei zunehmender Hyperkapnie. Die Sauerstoffzufuhr wird entsprechend gering gewählt, um 1,0 l/min. Ich erinnere mich an einen Patienten, der mit einem pCO_2 von 62 mmHg bewusstlos war, und mit einem pCO_2 von 54 mmHg ansprechbar. Meist werden bei chronischer Hyperkapnie pCO_2-Werte >70–80 mmHg toleriert.

Entscheidend ist bei Hyperkapnie die Entlastung der Atempumpe. Dies geschieht durch Behandlung der Grundkrankheit (z. B. Infektexazerbation einer COPD). Auch die Sauerstoffzufuhr entlastet die Atempumpe, allerdings mit der Gefahr der zunehmenden Hyperkapnie. Man muss also oft eine Hypoxämie akzeptieren, an die die Patienten ja oft auch adaptiert sind.

Wenn nicht, folgt die Beatmung. Diese kann nicht-invasiv sein. Hierzu hat sich die Maskenbeatmung bewährt. Die pCO_2-Spiegel werden abgeraucht und die respiratorische Globalinsuffizienz kann in eine Partialinsuffizienz zurückgeführt werden. In der Regel wird nachts mit Maske beatmet und tagsüber, falls erforderlich, Sauerstoff zugeführt.

Der Nutzen der dauerhaften nicht-invasiven Beatmung (NIPPV) ist gesichert für neurologische Erkrankungen, die Kyphoskoliose und die Adipositas-bedingte Hypoventilation. COPD-Patienten vom Typ „blue bloater" sind meist adipös und können auch passager von der NIPPV profitieren. Emphysempatienten profitieren nicht, sie werden nur weiter überbläht. Ebenso profitieren Lungenfibrosepatienten nicht von einer Beatmung.

Bei fortgeschrittenen Lungenerkrankungen sollte man mit der NIPPV zurückhaltend sein. Bei chronischen Erkrankungen mit kontinuierlicher Verschlechterung muss keine Lebensverlängerung um wenige Wochen erzwungen werden, wenn der Betroffene erschöpft und

„lebensmüde" ist. Ebenso kann eine dauerhafte NIPPV in der Regel nur sinnvoll sein für Menschen, die mit dem Gerät selbst umgehen können.

7.3 Hyperkapnie und COPD

7.3.1 Grundbegriffe

Die chronisch obstruktive Atemwegserkrankung (COPD) ist das Endstadium der chronischen Bronchitis, des Asthmas und des Lungenemphysems. Die Atemwege sind irreversibel verengt, deformiert oder instabil. Atemwegsobstruktion und Überblähung sind, trotz Therapie über Monate, nicht mehr oder nur noch unwesentlich rückgängig zu machen.

> *Definitionen der obstruktiven Atemwegserkrankungen*
> *(gering mod. nach der ATS 1986 und NIH 1990)*
>
> - *COPD*
>   Sie ist charakterisiert durch eine pathologische Verminderung des exspiratorischen Flows, die sich über einen Behandlungszeitraum von einigen Monaten nicht wesentlich ändert.
> - *Chronische Bronchitis*
>   Sie ist definiert als eine exzessive Mukussekretion in den Bronchialbaum und findet an den meisten Tagen von mindestens 3 Monaten im Jahr statt. Diese 3-monatige Periode sollte während mindestens 2 aufeinander folgenden Jahren abgelaufen sein, bevor man von einer chronischen Bronchitis spricht. Eine Einengung der Bronchien und Bronchiolen führt zur obstruktiven Bronchitis
> - *Emphysem*
>   Dies ist ein Zustand der permanenten Vergrößerung (Überblähung) der Lufträume distal der terminalen Bronchiolen (respiratorische Bronchiolen und Alveolen), begleitet durch die Destruktion der Wände dieser Lufträume.

- **Asthma**
  Eine chronisch entzündliche Erkrankung der Atemwege unter Beteiligung der Mastzellen und der eosinophilen Granulozyten. Die Atemwegsobstruktionen schwanken und sind variabel, wobei diese Obstruktionen spontan oder nach Behandlung reversibel sind. Eine Überblähung und die Einschränkung der VC klingen mit Bronchodilatatoren ab, oft sogar bevor sich die exspiratorischen Flows verändern. Die Entzündung geht mit einer Hyperreagibiltät der Atemwege einher.

7.3.2 Pathophysiologie

Asthma. Patienten mit einem chronischen schweren Asthma entwickeln eine irreversible Obstruktion (irreversibel v. a. bezüglich F_eV_1 = COPD) etwa ab dem mittleren Erwachsenenalter.

Chronisch obstruktive Bronchitis. Beim Gesunden ist der Gesamtquerschnitt der peripheren Bronchiolen so groß, dass der Atemwegswiderstand dadurch nicht beeinflusst wird. Bei entzündlicher Einengung entsteht eine zunehmende Obstruktion der großen und kleinen Bronchien. Im klassischen Falle werden diese Patienten als „blue bloater" bezeichnet. Man weiß noch nicht warum, aber diese Menschen tolerieren eine Hyperkapnie unbewusst und ökonomisieren dadurch ihre Atemarbeit.

Emphysem. Die Destruktion der Alveolarwände führt zur zunehmenden Überblähung. Über die Kohn-Poren werden überblähte Acini immer größer und komprimieren die funktionstüchtigen Lungenbläschen (La-Place-Gesetz). Die überblähten Acini komprimieren aber auch die Bronchien. Diese werden durch Entzündung und Kompression zunehmend instabiler. Die Kompression der Bronchien bei der Ausatmung bedingt zudem eine unvollständige Exspiration. Die gefesselte Luft wird immer mehr. In diesem Teufelskreis schraubt sich die Überblähung nach oben.

Die betroffenen Menschen versuchen gegen die Atemnot anzukämpfen. Sie hyperventilieren und tolerieren keine Hyperkapnie.

Man nennt diesen Typ „pink puffer". Sie sind meist hager bis kachektisch mit Fassthorax und offensichtlich angestrengter Atmung.

Pathophysiologische Veränderungen bei COPD

- *Hypoxämie:*
  Diffusionsstörung, da zunehmend weniger Lungengewebe zum Gasaustausch zur Verfügung steht, großer funktioneller Totraum, Inhomogenität von Ventilation und Lungenperfusion (V/Q-mismatch).
- *Atemhilfsmuskulatur:*
  Zunehmende Atemarbeit und Überblähung bedürfen des Einsatzes der Hilfsmuskulatur.
- *Gefesselte Luft:*
  Die Überblähung schreitet fort und erzeugt überhöhte Drücke in den Acini.
- *Atemzugvolumen:*
  Mit zunehmender Überblähung fällt die Vitalkapazität und das AZV. Bei Bronchospasmolyse steigen diese Werte wieder an.
- *Pulmonale Hypertonie:*
  Bei obstruktiver Bronchitis wegen reflektorischer Vasokonstriktion, bei Emphysem nur selten mehr als latent oder leichtgradig.
- *Hyperkapnie:*
  Das erforderliche Atemminutenvolumen kann nicht mehr erreicht werden.
- *Mundverschlussdruck:*
  Hyperkapnie bei Erschöpfung der Atempumpe geht mit hoher Atemarbeit und hohen Munddrücken einher.
- *Ödeme:*
  Hypoxämie führt zur Katecholaminausschüttung (renale Mangelperfusion), Hyperkapnie führt zudem zur peripheren Vasodilatation.

Hypoxämie. Ursache sind vermindertes funktionell wirksames Lungengewebe, die Diffusionsstörung, der erhöhte Totraum und die Verteilungsstörung von Ventilaton und Lungenperfusion. Trotz eines erhöhten Atemminutenvolumens fällt der Sauerstoffpartialdruck ab. Wesentlich sind eine lokal reduzierte Ventilation (Obstruktion und Kompression), geringe Durchmischung in den vergrößerten Lufträumen (funktioneller Totraum), erhöhter pCO_2 in den kaum ventilierten Alveolen und reduzierte Perfusionszeit bei lokal erhöhtem Blutfluss.

Dynamische Überblähung. Eine Überblähung der Lunge spannt die Bronchien auf und beugt einer Obstruktion vor. Mit zunehmender Überblähung ensteht jedoch ein Teufelskreis. Überblähte Acini komprimieren die Bronchiolen und Bronchien bei Exspiration. Bei Inspiration füllen sie sich weiter. In der Lunge ist gefesselte Luft, auf Englisch *„air trapping"*.

Der erhöhte Druck in den Acini heißt dynamische Überblähung oder *„intrinsic PEEP"*. Unter künstlicher Beatmung lässt er sich leicht messen. Man misst den Druck am Tubus, nachdem die Beatmung über 10–30 s pausiert wurde. Man geht davon aus, dass sich die Drücke angleichen. Der „intrinsic PEEP" spielt eine große Rolle bei der Beatmung von COPD-Patienten. Man wählt lange Exspirationszeiten, um ausreichende Exspirationsvolumina zu gewährleisten. Ein PEEP sollte $2/3$ des „intrinsic PEEP" nicht überschreiten.

Die Zeit zum Druckangleich hat der spontan atmende Patient jedoch nicht. Wegen Atemnot wird die Exspiration vorzeitig abgebrochen durch die nachfolgende Inspiration. Letztlich müssen die überhöhten intrinsischen Drücke logischerweise auch noch überwunden werden, um erfolgreich einzuatmen.

Atemhilfsmuskulatur. Das Diaphragma und die Interkostalmuskulatur passen sich lange Zeit an die verminderte Vordehnung und ungünstige Atemmechanik an. Letztlich muss die Inspirationsarbeit von der Hilfsmuskulatur unterstützt, wenn nicht sogar übernommen werden. Obwohl der Atemwegswiderstand exspiratorisch ist, muss er durch vermehrte inspiratorische Atemarbeit kompensiert werden, s. oben: *„intrinsic PEEP"*.

Die Ergotherapie beinhaltet Atemtechniken und das Training der inspiratorischen Muskulatur. Muskelabbau und Körpergewichtsverlust müssen vermieden werden. Die Kortikosteroide werden möglichst unter 10 mg Prednisolon dosiert, da die steroidinduzierte Osteoporose mit Wirbelkörperkompression die Atemmechanik zunehmend verschlechtert.

Mundverschlussdruck. Die Atemarbeit wird im Krankheitsverlauf zunehmend größer. Die Vitalkapazität und die Atemzüge werden immer kleiner. Der Atemstrom muss gleich initial möglichst tief gehen. Hierfür muss man erhöhte Drücke mit der Atempumpe erzeugen, bis zum 5fachen des Normalen. Man spricht von einer erhöhten Last der Atempumpe.

Andererseits erschöpft die Atemmuskulatur. Spitzendrücke können nicht mehr erreicht werden. Man spricht von der verminderten Kapazität der Atempumpe. Verminderte Kapazität der Atempumpe bei erhöhter Last entspricht also einer zunehmenden Erschöpfung. Dieser Befund korreliert mit der Hyperkapnie.

Hyperkapnie. Die Vermeidung einer Hypoxämie bei Lungenkrankheiten erfordert eine vermehrte Atemarbeit. Oft sind diese Menschen bei erhöhtem Atemminutenvolumen sogar hypokapnisch. Kann diese vermehrte Atemarbeit nicht mehr geleistet werden, so wird der Betroffene zuerst hypoxisch, später hyperkapnisch. Die Lungenfunktionsparameter wie F_eV_1 sind meist um 0,7–1 l, gelegentlich bis 1,5 l bevor der pCO_2 ansteigt.

Pulmonale Hypertonie. Die lokale Hypoxämie bei obstruktiver Bronchitis („blue bloater") führt zur reflektorischen Vasokonstriktion. Dies mündet in eine Muskelhypertrophie der Arteriolen. Ein Hämatokritwert >60% erhöht zudem die Blutviskosität. Der Kapillarverlust durch ein Emphysem spielt hingegen keine wesentliche Rolle.

Periphere Ödeme entstehen bei respiratorischer Insuffizienz. Das Herzminutenvolumen ist meist überhöht. Diese Steigerung der Herzleistung versucht die schlechte Lungenfunktion zu kompensieren. Die Hypoxämie führt zur Katecholaminausschüttung; dadurch wird die Nierenperfusion gedrosselt. Dies führt allein nur selten zu Ödemen bzw. Flüssigkeitsretention.

Die Hyperkapnie zieht zudem eine periphere Vasodilatation (u. a. rote Konjunktiven) nach sich. Nun sinkt die renale Perfusion kritisch ab und der Renin-Angiotensin-Aldosteron-Mechanismus springt an. Mit einer Beseitigung der Hyperkapnie (z. B. durch eine nächtliche Maskenbeatmung) werden die Ödeme mobilisiert und ausgeschieden.

Natürlich begünstigen diastolische oder gar systolische linksventrikuläre Insuffizienzen eine Flüssigkeitsretention oder können alleinige Ursache sein. Über 50% der peripheren Ödeme sind auf eine Linksherzinsuffizienz zurückzuführen. Die mechanistische Vorstellung von einer Rechtsherzinsuffizienz gilt nur für einen kleinen Teil der Menschen mit peripheren Ödemen.

Bei erschöpfter Atempumpe mit Hyperkapnie sieht man oft periphere Ödeme. Dies sind bei der COPD die sog. „blue bloater", dickliche zyanotische Bronchitiker mit einer Adipositashypoventilation. Durch erfolgreiche Maskenbeatmung (meist druckunterstützte, assistierte Maskenbeatmung, selten CMV) mit Abfall des pCO_2 werden die Ödeme mobilisiert.

Die Flüssigkeitsretention bei Hyperkapnie kann ein vorgeschädigtes Herz zur Dekompensation bringen. Die peripheren Ödeme erweisen sich hier als diuretikaresistent. Auch hier sollte die Indikation zur Maskenbeatmung geprüft werden.

7.3.3
Respiratorische Insuffizienz bei COPD

Ursachen. Die kontinuierliche Verschlechterung der Lungenfunktion ist eine Ursache. Akute Ursachen sollten jedoch gesucht werden. Hierzu gehören: Infektexazerbation, Rippenfrakturen (Hustenfraktur), Wirbelkörperkompressionsfrakturen, Pneumothorax, Sedativa, Kaltluft und Nebel in den Wintermonaten. Hustenattacken bei instabilem Bronchialsystem können die respiratorische Situation verschlechtern.

Hypoxämie. Die Symptome der Hypoxämie treten bei COPD-Patienten spät auf. Es entstehen zunächst keine mentalen Einbußen bei langsamer Adaptation. Beispielsweise sind Bewohner hoher Berge mit einem pO_2 von 50 mmHg normal leistungsfähig. COPD-Patienten mit einem pO_2 um 40 mmHg können subjektiv im Rahmen ihres Bewegungsradius beschwerdefrei sein.

Hyperkapnie. Ebenso macht eine chronische Hyperkapnie zunächst wenig Symptome. Morgendliche Kopfschmerzen sind allerdings häufig. Akut oder in schweren Fällen finden sich Kopfschmerz, Verwirrung, Tremor (ein grober Tremor der Hände), Myoklonus (verstärkte Eigenreflexe), Schläfrigkeit und Apathie. Bei akuter Dekompensation ist die respiratorische Azidose nicht metabolisch kompensiert, diese Kompensation beginnt erst nach 6 h wirksam zu werden.

8 Eigenschaften verschiedener Sauerstoffquellen

8.1 Flüssigsauerstoff

Das Flüssigsauerstoffsystem (Abb. 9 und Abb. 10) ist das System der 1. Wahl bei mobilen Patienten. Für Menschen, die trotz eines Sauerstoffbedarfs mobil sind, kann mit Hilfe dieses Systems ein großes Maß an Selbstständigkeit und Lebensqualität erhalten werden.

Betriebszeiten eines Flüssigsauerstoff-Tragebehälters

- *Mit 1,2 l Kapazität:*
  bei 2 l/min: ca. 8,5 h
       3 l/min: ca. 5,7 h
       4 l/min: ca. 4,3 h
       5 l/min: ca. 3,4 h
       6 l/min: ca. 2,8 h
       7 l/min: ca. 2,4 h
       8 l/min: ca. 2,1 h
       9 l/min: ca. 1,8 h
      10 l/min: ca. 1,7 h
      11 l/min: ca. 1,5 h
      12 l/min: ca. 1,4 h
      13 l/min: ca. 1,3 h
      14 l/min: ca. 1,2 h
      15 l/min: ca. 1,1 h
- *Mit 0,5 l Kapazität:*
  bei 2 l/min: ca. 2,5 h
       3 l/min: ca. 2,0 h

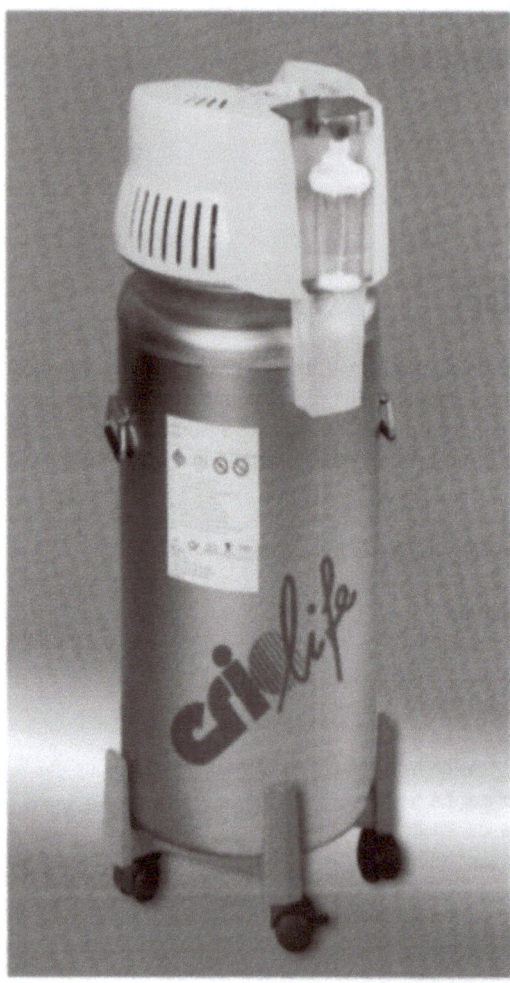

Abb. 9. Flüssigsauerstofftank, hier am Beispiel der Produkte der Firma Crio (47626 Kevelaer): Ein solches System besteht aus 2 wesentlichen Elementen: einem stationären Vorratsbehälter mit einem Flüssigsauerstoff von 41 l und einem tragbaren Behälter mit 1,2 l Flüssigsauerstoff. Ebenso gibt es kleine Satelliten mit nur 0,5 l Fassungsvermögen. Der flüssige Sauerstoff wird zu Gas verdampft (1 l Flüssigsauerstoff entspricht 853 l gasförmigen Sauerstoffs), mittels eines Dosiersystems über einen Schlauch zur Nasenbrille des Patienten geführt und dort inhaliert. Dieser große Vorrat wiegt mit seinem Tank nur etwa 3 $^1/_2$ kg. Das Verhältnis von Behältergewicht zur Sauerstoffmenge ist hier am günstigen

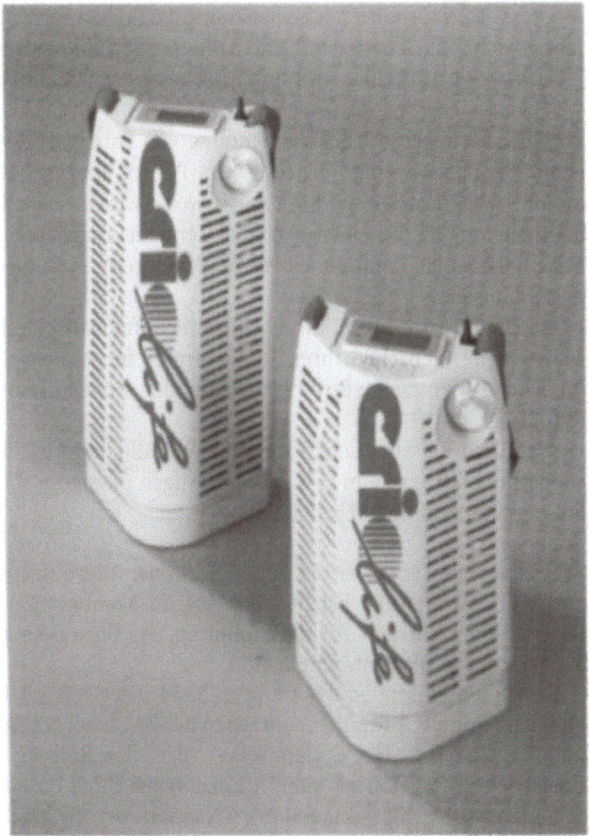

Abb. 10. Satelliten gibt es in 2 unterschiedlichen Größen. Die Version mit 1,2 l ist Standard. Der kleine Satellit fasst 0,5 l und ist für Menschen gedacht, die das Standardmodell nicht tragen oder ziehen können. Der Patient hat die Möglichkeit, seinen tragbaren Behälter selbstständig am stationären Vorratsbehälter zu befüllen. (Mit freundlicher Genehmigung der Firma Crio Medizintechnik, 47626 Kevelaer)

Der stationäre Behälter wird vom Lieferanten in regelmäßigen Abständen aufgefüllt. Die hierzu notwendigen Versorgungsfahrzeuge sind in ganz Deutschland stationiert. Kompetentes Personal betreut und berät die Patienten vor Ort. Eine flächendeckende Patientenversorgung ist sichergestellt.

Die Kosten für eine solche Sauerstoffquelle betragen ca. DM 5000/ Jahr einschließlich Sauerstoff und Anlieferung. Flüssigsauerstoffsysteme arbeiten geräuschlos und sind unabhängig von jeder Stromquelle.

Vorteile. Sie liegen bei der Verwendung von Flüssigsauerstoff auf der Hand: Bei relativ wenig Gewicht ist der Patient über mehrere Stunden mobil. Druckflaschen sind vergleichsweise wesentlich schwerer und beinhalten dabei nur einen Bruchteil der Sauerstoffmenge. Die Handhabung ist einfach und die häusliche Versorgung in Deutschland sehr gut organisiert.

Geschätzt wird die geräuschlose Sauerstoffabgabe. Deshalb benutzen manche Menschen ihren Konzentrator nicht mehr. Zudem will mancher Patient seine Stromkosten für den Konzentrator sparen (s. Kap. 10).

Wenn ein Flüssigsauerstoffbehälter umfällt, kann es zu Erfrierungen kommen. Dies kann z. B. in Wohnwägen passieren. Ansonsten ist Flüssigsauerstoff ungefährlich.

Nachteile. Zum einen ist es der hohe Preis. Allerdings sinkt dieser durch die Verbreitung solcher Systeme. In Kombination mit einem Sauerstoffkonzentrator für die Wohnung, das Büro oder nachts wird die Versorgung ökonomischer.

Bei hohen Flussraten >8–10 l/min kann das Gerät vereisen. Ist ein Fluss >10 l/min erforderlich, sollte man besser 2 tragbare Satelliten verwenden. Hierzu bedarf es dann eines speziellen Rollwägelchens. Der abgegebene Sauerstoff ist kalt. In Einzelfällen führt dies zur Reizung der Atemwege. Flüssigsauerstoff verdampft bei Nichtgebrauch. Bei niedrigem Bedarf kann deshalb Flüssigsauerstoff unökonomisch sein.

8.2
Sauerstoffkonzentrator

Bei einem Sauerstoffkonzentrator (Abb. 11–14) handelt es sich um ein elektrisches Gerät, welches den Sauerstoff aus der Raumluft anreichert. Über Molekularsiebe und mittels Kompressoren wird Stickstoff aus der Luft extrahiert und Sauerstoff bleibt zurück.

In Abhängigkeit von der eingestellten Flussrate (0,5 bis maximal 5 l/min) wird der Sauerstoff in einer Konzentration von etwa 90–95%

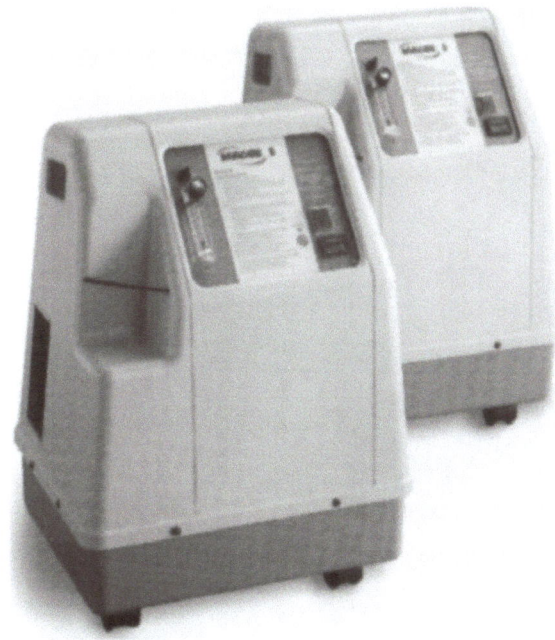

Abb. 11. Ein Sauerstoffkonzentrator. Es gibt verschiedene Bauarten. (Mit freundlicher Genehmigung, Firma Invacare, Bad Oeynhausen)

an den Patienten abgegeben. Bei Flussraten >5 l/min kann bei einzelnen Geräten die Sauerstoffkonzentration deutlich unter 90% abfallen. Hochleistungskonzentratoren können einen Sauerstofffluss bis zu 15 l/min generieren.

Gemäß der DIN EN ISO 8359 sind alle neuen Sauerstoffkonzentratoren mit einem Statusanzeiger ausgerüstet, der dem Anwender Warnhinweise gibt, wenn der Sauerstoffgehalt im Produktgas unter 82% Volumenanteil sinkt.

Ein Konzentrator kostet etwa zwischen DM 1800 und DM 3000, im Einzelnen abhängig von den Vereinbarungen der Krankenkassen mit den Geräteherstellern oder Gerätelieferanten. Die anfallenden Stromkosten belaufen sich, abhängig vom Bautyp, bei einer Anwendung von täglich 12–16 h auf ca. DM 500/Jahr.

Da der Einsatz auf die Wohnung beschränkt ist, werden Sauerstoffkonzentratoren in der Regel bei Patienten angewendet, die den häusli-

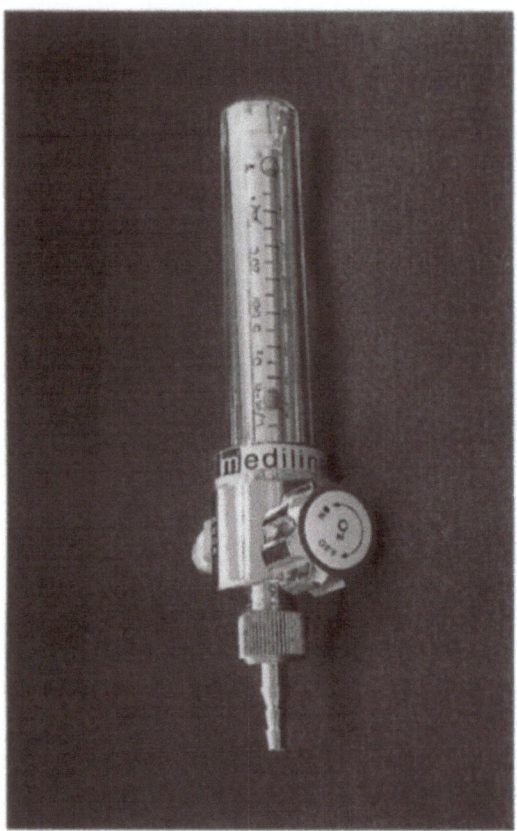

Abb. 12. Durchflussmesser werden von verschiedenen Firmen angeboten. Die Skalierung richtet sich nach dem Leistungsvermögen des Konzentrators. (Mit freundlicher Genehmigung, Firma Hudson RCI, Lohmar)

chen Bereich nicht oder nur in seltenen Fällen verlassen. Als Ergänzung zum Flüssigsauerstoff können Kosten gespart werden.

Ein Problem ist der Geräuschpegel und das hohe Gewicht (20–30 kg). Schläuche bis maximal 10–15 m bieten Bewegungsfreiheit, und das laute Gerät kann in Nebenräumen abgestellt werden. Wichtig ist es, den Luftbefeuchter in Patientennähe zu platzieren. Ansonsten fällt Feuchtigkeit im langen Schlauch aus und führt zu mikrobieller Besiedelung.

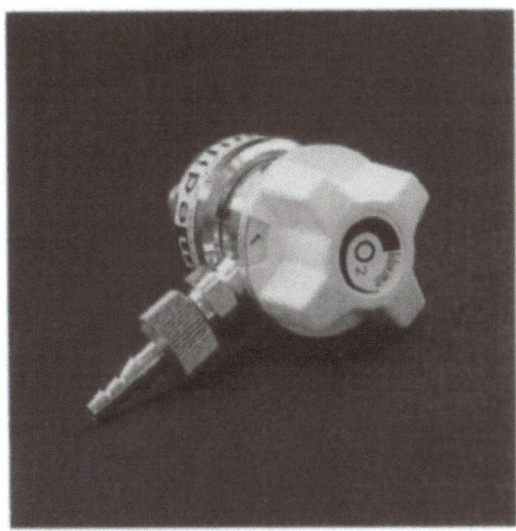

Abb. 13. Neue Bauweisen regulieren ohne Steigungsrohr, ein Nachteil kann die grobe Regulation sein. (Mit freundlicher Genehmigung, Firma Hudson RCI, Lohmar)

Eine regelmäßige Wartung ist erforderlich. Alte Geräte bringen oft die erforderliche Sauerstoffkonzentration nicht mehr. Selten kann auch einmal ein neues Gerät insuffizient sein. Deshalb sollte ein neu verordnetes Gerät immer mit dem Patienten getestet werden. Gerade wenn Altbestände der Krankenkassen oder gebrauchte Geräte von den Lieferanten ausgegeben werden, ist eine Blutgaskontrolle mit einem solchen Konzentrator nötig. Die Abhängigkeit von der Steckdose (Stromausfall!) kann man als Nachteil erachten. Für diesen Fall und den Fall eines Gerätedefektes kann eine Sauerstoffdruckflasche zur Sicherheit bereitgestellt werden.

8.3
Druckflaschen und On-demand-Ventile

Druckflaschen. Weitestgehend überholt ist die Technik, Sauerstoff in Druckflaschen (Abb. 15) auszuliefern. Dies war jahrelang die einzige Möglichkeit, Patienten mit Sauerstoff zu versorgen. Die Systeme sind

8 Eigenschaften verschiedener Sauerstoffquellen

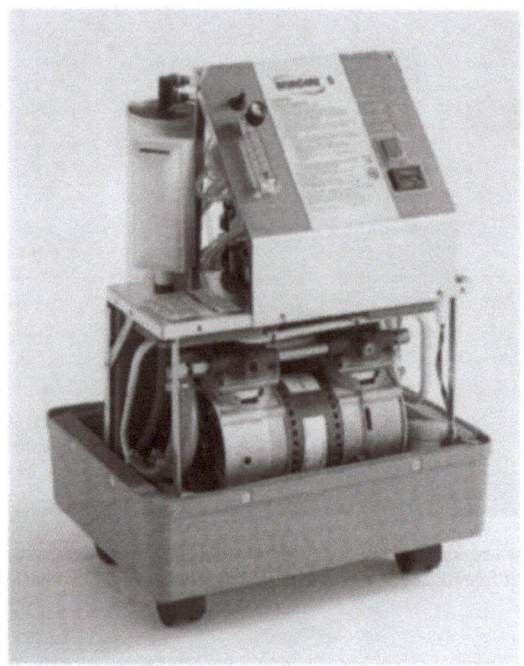

Abb. 14. Konzentrator: Innenansicht. Eine aufwendige Technologie mit Filtern und Kompressoren extrahiert den Stickstoff aus der Raumluft, reichert Sauerstoff an und gibt 90%igen Sauerstoff ab. Es wird z. T. empfohlen, bei schwerer Hypoxämie zusätzlich zu einem Konzentrator eine Druckflasche zu verordnen. Im Falle eines Gerätedefektes kann kurzzeitig der Sauerstoff aus der Druckflasche verwendet werden. (Mit freundl. Genehmigung der Fa. Invacare, Bad Oeynhausen)

mit 6 kg sehr schwer. Zusammen mit einem Sparventil sind es 7 kg. Zudem ist der Vorrat bei hohem Bedarf gering. Eine 2-l-Flasche mit 200 bar Füllungsdruck enthält 400 Liter Sauerstoff. Der Bewegungsradius ist damit eingeschränkt (Gewicht) und gering (Vorrat). Vorteil dieser Art der Sauerstoffversorgung ist eine nicht ortsgebundene, geräuschlose Gabe mit gleichbleibend hoher Sauerstoffkonzentration (Abb. 16).

Die Flaschen müssen ausgetauscht werden. Lieferungen sind teuer, Selbstbesorgung ist auf die Dauer sehr umständlich. Gespart werden kann mit On-demand-Ventilen.

8.3 Druckflaschen und On-demand-Ventile   65

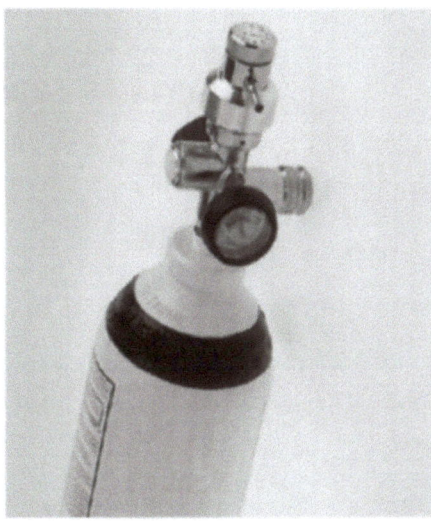

Abb. 15. Druckflaschen sind Pfandflaschen. Leere Behälter werden gegen volle Flaschen ausgetauscht. Sogenannte ultraleichte Druckflaschen lösen das Problem mit dem Gewicht nicht. Beim Umtausch erhält der Patient als nächstes eine Stahlflasche und „seine" Leichtflasche zirkuliert unkontrollierbar weiter (Invacare)

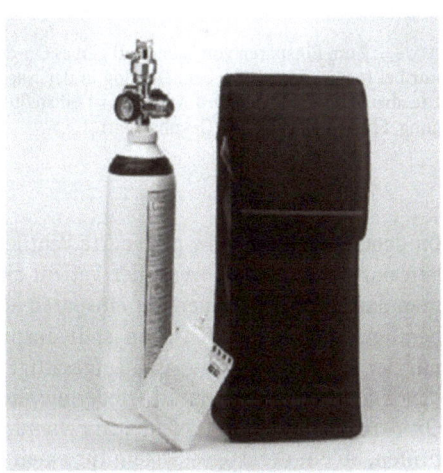

Abb. 16. Sauerstoffflaschen werden in Taschen transportiert. Da diese Flaschen sehr schwer sind, wird in der Regel ein Wägelchen verwendet (Invacare)

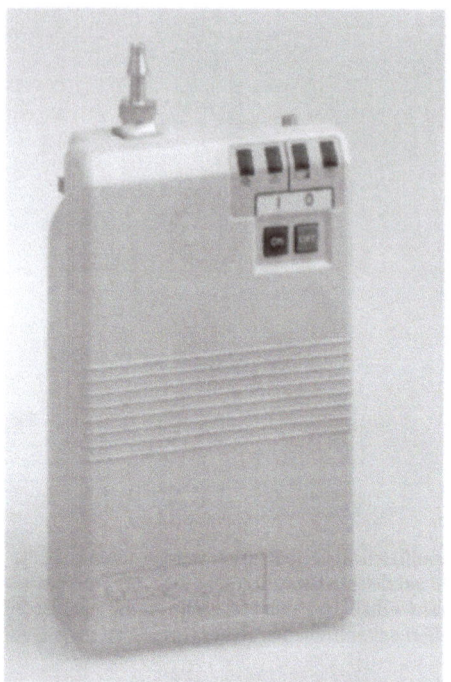

Abb. 17. Zum Einsparen von Sauerstoff gibt es On-demand-Ventile. Sauerstoff wird nur bei Inspiration abgegeben. Der Sog in der Nase triggert die Sauerstoffabgabe. Die abzugebende Menge pro Atemzug ist einstellbar. (Mit freundlicher Genehmigung, Firma Invacare, Bad Oeynhausen)

On-demand Ventile. Flow-gesteuerte Ventile (Abb. 16 und Abb. 17) geben nur Sauerstoff ab, wenn der Patient einatmet. Theoretisch sollte man damit um 50% Sauerstoff einsparen können. Leider gilt dies nur bedingt. Bei kranken Menschen ist die Inspirationsdauer so kurz, dass nur der Totraum inspiratorisch aufgesättigt wird. Bei Exspiration wird dieser ungenutzte Sauerstoff wieder ausgestoßen. Bei Belastung sind On-demand-Systeme oft nicht ausreichend. Man muss also individuell prüfen, ob ein derartiges System für einen Patienten geeignet ist und tatsächlich im Vergleich zum kontinuierlichen Flow eine Einsparung zu erzielen ist. Manche Menschen bevorzugen On-demand Ventile, weil durch diese die Nasenschleimhaut weniger gereizt wird.

Das On-demand-Ventil erfordert eine koordinierte Nasenatmung, um die Sauerstoffabgabe zu triggern. Dies muss geübt werden. Der individuell richtige Flow muss in Ruhe und bei Belastung ausgetestet werden. Bekanntermaßen kann man sich nicht immer darauf verlassen, dass das bei Patienten mit Dyspnoe und sehr kurzem Atemzyklus gewährleistet ist. Gerade bei akuter Atemnot wird nicht ruhig durch die Nase geatmet, sondern durch den Mund gehechelt. Es ist also dringend erforderlich, die richtige Atemtechnik wiederholt mit dem Patienten zu üben, auch und insbesondere bei Belastung. Er muss geschult werden mit dieser Technik. Im Notfall muss er auf Dauerfluss umstellen können. Verlaufskontrollen sind erforderlich.

Bei einer Mobilität <2 h/Tag können Druckflaschen mit On-demand-ventil sinnvoll und ökonomisch sein; bei >2 h/Tag ist das Befüllen der Druckflaschen in der Regel teurer als Flüssigsauerstoff. Wesentliche Voraussetzungen sind unter anderem, dass der Patient in sein System eingewiesen wurde, damit gut zurecht kommt, dies geübt hat und der Sauerstoffbedarf bei Belastung mittels Blutgasanalysen bestimmt wurde. Mit On-demand-Ventilen wird die Betriebszeit einer Druckflasche erweitert.

Moderne On-demand-Ventile bedürfen keines hohen Drucks und funktionieren auch mit Flüssigsauerstoffbehältern. Die Problematik ist mehrfach: Bei niedrigem Bedarf verdampft viel Sauerstoff ungenutzt. Bei hohem Bedarf sind On-demand-Systeme nicht ausreichend. Nur wenige Patienten können mit On-demand-Ventilen dauerhaft gut versorgt werden. Die Kombination Flüssigsauerstoff erlangt deshalb nur in geprüften Einzelfällen Bedeutung.

8.4
Kombination Konzentrator und Druckflasche

Eine neue Generation von Sauerstoffkonzentratoren kann Druckflaschen mit Sauerstoff befüllen (Abb. 18). Sie müssen also nicht mehr ausgetauscht werden. Die Nachfüllung geschieht zu Hause. Das Problem sind die Kapazitäten der Geräte und die Stromkosten. Derzeit werden hiermit erste Erfahrungen gesammelt. Die Praktikabilität wird gegenwärtig in Zusammenarbeit mit einigen großen Krankenkassen getestet. Empfehlungen können noch nicht ausgesprochen werden.

68 8 Eigenschaften verschiedener Sauerstoffquellen

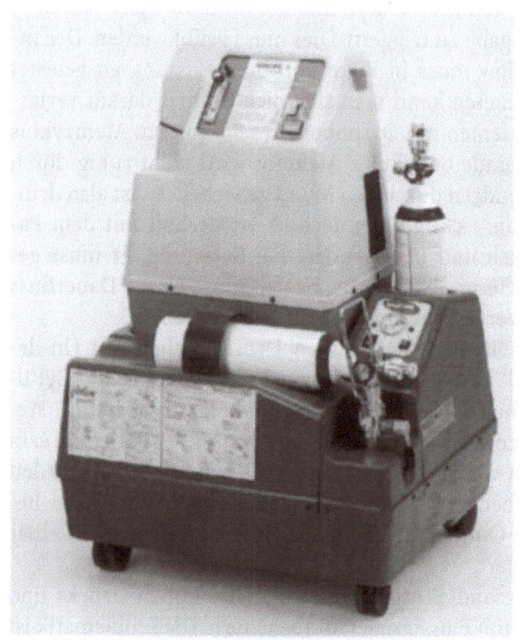

Abb. 18. Die Sauerstoffheimtherapie wird durch das neuartige System der Druckgasflaschenbefüllung über einen Konzentrator ergänzt. (Mit freundlicher Genehmigung, Firma Invacare, Bad Oeynhausen)

9 Allgemeine Tipps

9.1 Schläuche und Befeuchtung

Die beschriebenen Geräte geben den Sauerstoff in seiner natürlichen gasförmigen Art ab. Dieser kann dann in einer bis zu 10–15 m langen Zuleitung zum Patienten geführt werden. Qualitativ gute Schläuche sind weitestgehend druck- und knickfest und verlieren an den Konnektoren nahezu keinen Sauerstoff. Die Schläuche werden alle 3–6 Monate ausgewechselt. Dies gilt allerdings nur für trockene Schläuche.

Maximal 15 m Schlauchlänge sollten nicht überschritten werden. Ansonsten fällt der Druck im Schlauchsystem zu weit ab, und es besteht die zunehmende Gefahr der Keimbesiedlung. Bei Platzierung des Gerätes in Nebenräumen sollte eine ausreichende Frischluftzufuhr gewährleistet werden und eine Knickbildung oder Abklemmen ausgeschlossen werden.

Bei Kondenswasserbildung müssen die Schläuche früher ausgetauscht werden. Kondenswasserbildung wird vermieden, indem die Sprudelbefeuchtung möglichst nahe am Patienten erfolgt und der Zuleitungsschlauch selbst unbefeuchtet bleibt (Abb. 19–21).

Befeuchter sind idealerweise Einmalmaterialien mit destilliertem sterilen Wasser. Die Verwendung von abgekochtem Wasser in Sprudelbefeuchtern, die zu reinigen sind, scheint hygienisch vertretbar und praktikabel. Hierzu gibt es jedoch unterschiedliche Meinungen.

Der Nutzen der Sauerstoffbefeuchtung ist begrenzt mit maximal 30% relativer Sättigung, während die Raumluft 50–60% erreicht. Nicht jeder Patient braucht eine Sauerstoffbefeuchtung, ca. 50% profitieren vom Sprudelbefeuchter nicht. Wenn man darauf verzichten kann, ist dies ein Vorteil. Ohne Befeuchtung ist das System einfacher, hygienischer und leiser, das Sprudeln im Gefäß kann sehr störend sein.

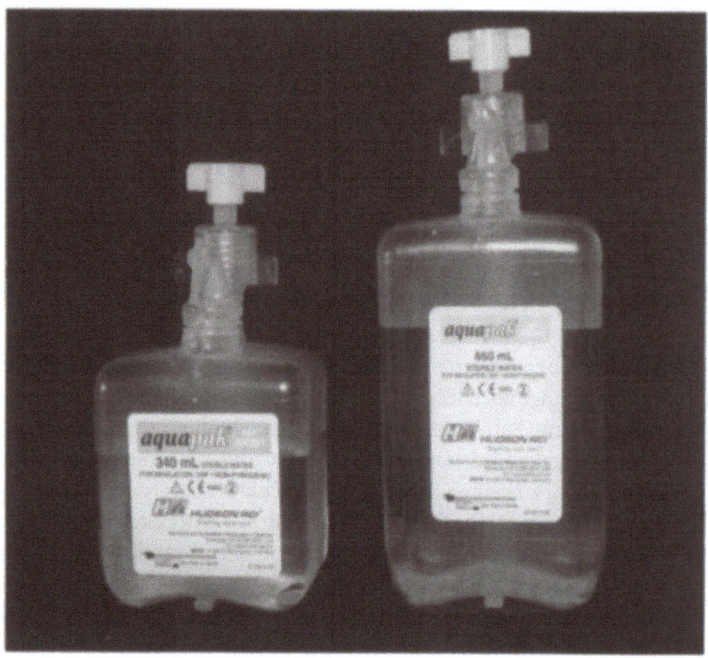

Abb. 19. Sauerstoffsprudelbefeuchter. Steriles destilliertes Wasser wird durchströmt und feuchtet den Sauerstoff an. Sauerstoff lässt sich allerdings kaum anfeuchten. Der Nutzen eines Sprudelbefeuchters ist gering. (Mit freundlicher Genehmigung, Firma Hudson RCI, Lohmar)

Ein Feuchtigkeitsniederschlag im Schlauchsystem ist unhygienisch. Keime wie Pseudomonaden und Schimmelpilze siedeln sich im feuchten Milieu an. Ob dies zu rezidivierenden Exazerbationen (Allergie, Alveolitis, Infektionen) führt, ist nicht untersucht, aber ohne Zweifel als Risiko anzunehmen.

Eine Alternative zur Befeuchtung besteht. Die Verwendung von Vaseline, Dexpanthenolnasensalbe und/oder Nasenöl schützt die Nasenschleimhaut vor Austrocknung. Ebenso kann mit einer einlumigen Nasensonde das Nasenloch gewechselt werden. Durch die Verwendung einer Maske und Mundatmung kann sich die Nasenschleimhaut ebenfalls erholen.

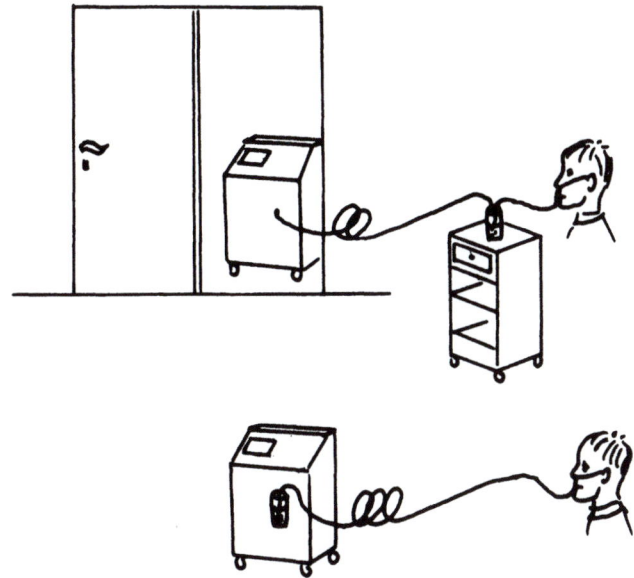

Abb. 20. Die optimale Befeuchtung erfolgt nahe am Patienten. Kondenswasser würde sonst im Schlauchsystem niederschlagen. Dies führt zu mikrobieller Besiedelung und möglicherweise zum Druckabfall (mod. nach Petro, Medicus)

9.2 Sauerstoffsonden

Sauerstoffbrillen. Meist verwendet man sog. Sauerstoffbrillen (Abb. 22). Zwei dünne Schläuchlein werden um die Ohren gelegt, und die extra weichen Öffnungen kommen in die Nasenlöcher. Dieses System ist stabil bei körperlicher Bewegung. Die Sonden sollten mindestens einmal wöchentlich gewechselt werden.

Zwei Nachteile sind: Es wird ständig in beide Nasenlöcher relativ trockener, reizender Sauerstoff geblasen. Die Sonden sind offen, sodass die Sauerstoffzufuhr (inspiratorische Sauerstoffkonzentration = F_IO_2) unsicher ist.

Eine Besonderheit sind die Nasensonden, die den Sauerstoff durch feine Plastikschläuche über ein normales Brillengestell in die Na-

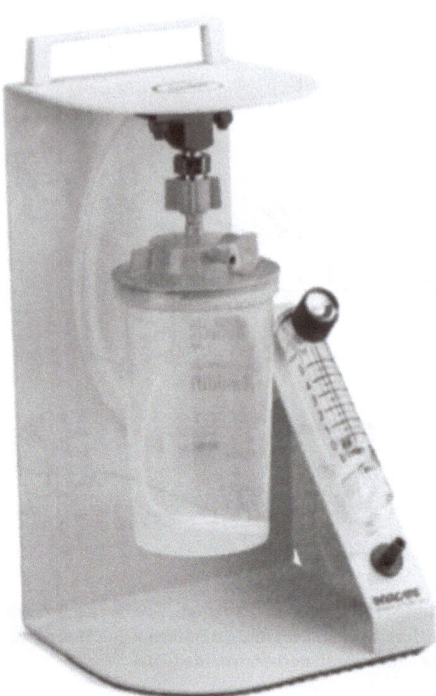

Abb. 21. Neue Systeme befeuchten nahe am Patienten und erlauben hier auch die Flussregulierung. (Mit freundlicher Genehmigung, Firma Invacare, Bad Oeynhausen)

senöffnung leiten (Abb. 23a, b). Der Vorteil liegt darin, dass die Sauerstoffgabe optisch weniger auffällig ist. Dies ist in vielen Fällen, v. a. bei im Berufsleben stehenden, mobilen Patienten, sehr wichtig.

Einlumige Nasensonden. Solche Sonden (Abb. 24) mit Schaumstoffring sind eine Alternative. Eine Nasenseite wird dadurch stetig gefüllt und der Sauerstoff aus diesem Reservoir bei Inspiration „geholt". Für manche Patienten kann der individuelle Sauerstoffbedarf (Flow in l/min) um 50% geringer sein, wenn diese Sonden verwendet werden. Ein weiterer Vorteil ist, dass sich ein Nasenloch wechselweise vom reizenden, trockenen Sauerstofffluss erholen kann. Zwei Nachteile sind: einlumi-

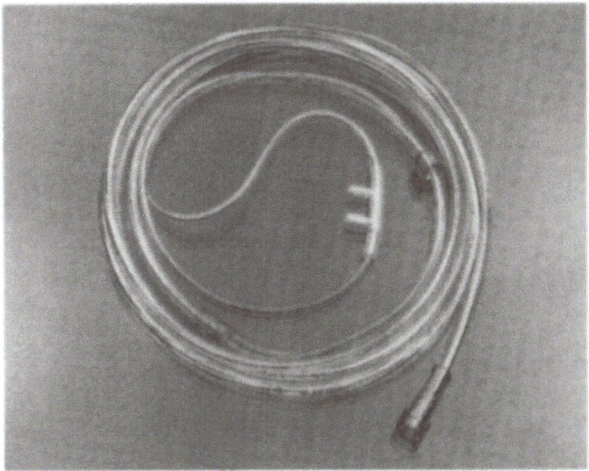

Abb. 22. In der Regel wird eine Sauerstoffbrille verwendet. (Mit freundlicher Genehmigung, Firma Dallhausen, Köln)

ge Sonden sind schwer zu fixieren, und es können Druckstellen an der Nasenschleimhaut entstehen.

Es gibt auch einlumige Systeme, die wie das doppellumige System hinter den Ohren fixiert werden können. Statt des Schaumstoffrings, der rasch verschmutzt, gibt es auch Silikonstöpsel.

Sauerstoffmaske. Dies ist eine weitere Form der Sauerstoffverabreichung (Abb. 25). Der Nachteil ist, dass die Maske über Mund und Nase liegt und damit oft als unbequem empfunden wird. Die Nahrungsaufnahme und die Kommunikation werden behindert. Wenig geeignet für die die Sauerstofflangzeittherapie, kann sie jedoch als intermittierende Methode verwendet werden, damit sich die Nasenschleimhäute wieder erholen.

Intratracheale Sonden. Sie werden über ein kleines Tracheostoma eingelegt. Eine Verringerung des Totraums kann im Einzelfall ein Vorteil sein, v. a. bei hohem Sauerstoffbedarf und Hyperkapnie. Allerdings haben sie sich nicht durchgesetzt. Der relativ trockene Sauerstoff trifft unangefeuchtet (weil die oberen Luftwege umgangen wurden) auf die Bronchialschleimhaut. Die Trachealsonde (Abb. 26) und der trockene

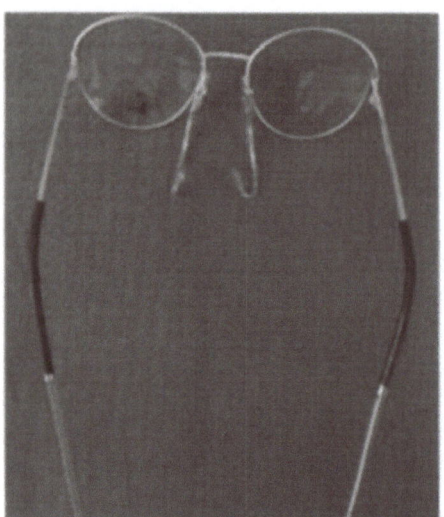

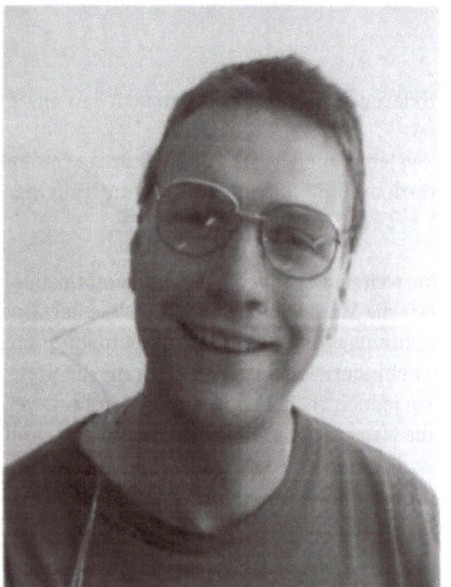

Abb. 23a, b. Mittlerweile gibt es eine Reihe von Firmen, die die Sauerstoffsonde in das Brillengestell integrieren. (Mit freundlicher Genehmigung, Firma Vivisol, Gersthofen)

9.2 Sauerstoffsonden

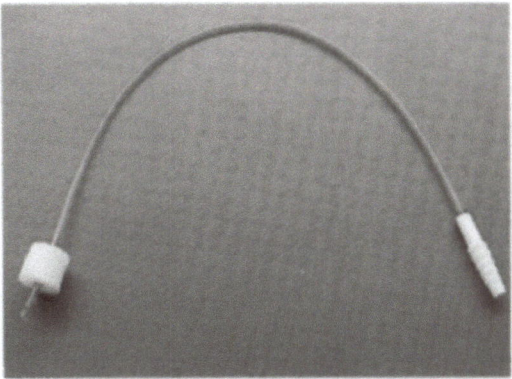

Abb. 24. Einlumige Nasensonden werden wegen dem Problem der Befestigung selten eingesetzt. Sie bieten allerdings eine Reihe von Vorteilen, sodass sie zumindest zeitweise eingesetzt werden sollten. (Mit freundlicher Genehmigung, Firma Dallhausen, Köln)

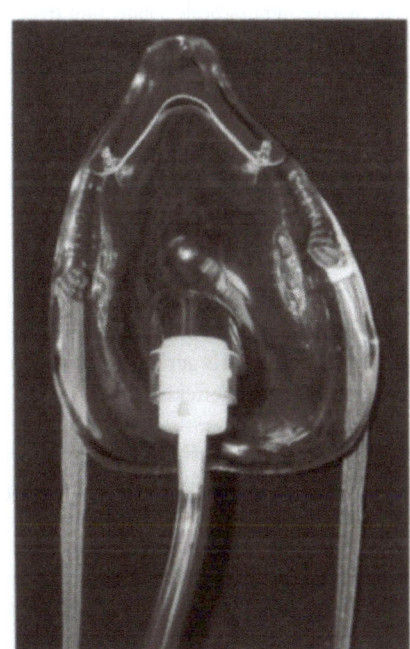

Abb. 25. Sauerstoffmasken werden in der Akutmedizin eingesetzt, nahezu nie in der Langzeittherapie. Allerdings haben die Masken einen Vorteil, die Nasenschleimhäute werden weniger gereizt (Mit freundlicher Genehmigung, Firma Hudson RCI, Lohmar)

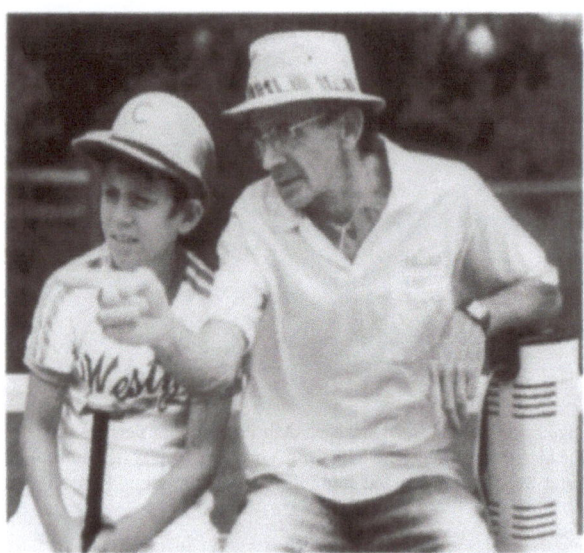

Abb. 26. Eine intratracheale Sonde. (Mit freundlicher Genehmigung, Firma Vitamed, Homburg)

Sauerstoff reizen und verletzen die Schleimhaut. Zähe Schleimpfröpfe am Stoma oder der Sonde können zur Verlegung der Atemwege führen. Es besteht Blutungs- und Infektionsgefahr.

Deshalb sind bei Trachealsonden engmaschige lungenfachärztliche Überwachungen und wiederholte Bronchoskopien indiziert. Unter diesen Voraussetzungen kann der Einsatz von Intratrachealsonden sinnvoll sein. Diese Sonden sind kosmetisch günstig, da das Gesicht frei bleibt. Bei hohem Sauerstoffbedarf kann eine bessere Effizienz erreicht werden. Bei Hyperkapnie wird zudem die alveoläre Ventilation verbessert (Ausspüleffekt).

Problem der Sauerstoffnasenatmung. Trockener Sauerstoff führt zu verschorfenden Schleimhautveränderungen mit Blutungen. Die Anfeuchtung des Sauerstoffes kann dies oft nicht verhindern, da maximal 30% relative Feuchtigkeit erreicht werden. Vaseline®- oder Bepanthen®-salbe, mit Wattestäbchen eingebracht in den Nasenbereich, können helfen. Nasenöl, Nasenspülungen, Wechsel des Nasenloches, Atmung über den Mund, mit Sauerstoffmaske und „Sauerstoffpausen" können einzeln oder in Kombination das Problem lösen.

Ein weiteres häufiges Problem ist, dass durch das ständige Tragen von Sauerstoffbrillen Druckstellen an den Ohren oder an der Nase entstehen. Abhilfe verschafft eine passagere Umstellung von einer Sauerstoffbrille auf Sauerstoffsonden oder die Sauerstoffmaske. Aber es kann auch helfen, wenn man die betroffenen Körperstellen mit Watte oder Ähnlichem abpolstert oder die Haut mit Hautschutzpflastern versieht (z. B. Varihesive® extra dünn).

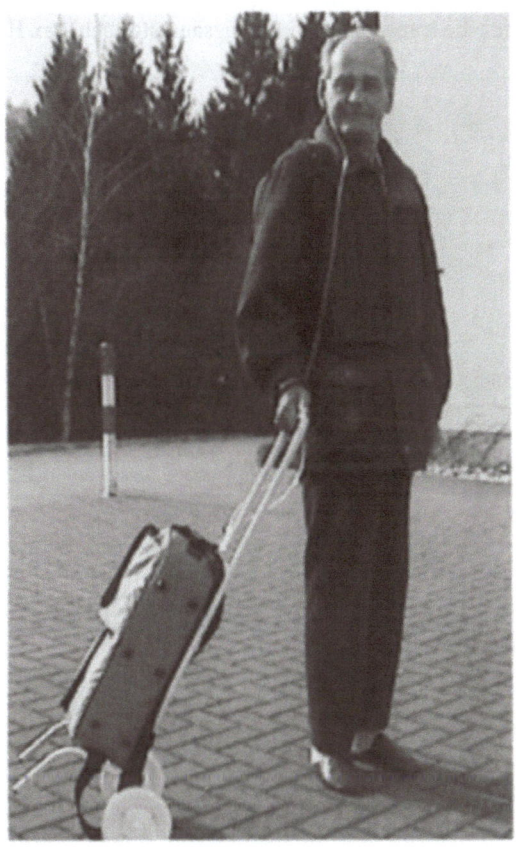

Abb. 27. Ein Caddy ist gerade für Menschen mit geringen Kraftreserven, Wirbelsäulenerkrankungen und Osteoporose geeignet. Die Nachteile sind: Die Rollen sind klein und hart und erlauben keinen holprigen Untergrund. Treppen oder Stufen können nur schwer überwunden werden

9.3
Tragehilfen

Um den Sauerstoff immer bei sich führen zu können, was bei manchen Geräten wegen des hohen Gewichtes oft ein Problem darstellt, stellen die Anbieter verschiedene Transporthilfen (Abb. 27–29) zu Verfügung.

Sauerstoffflaschen (mit und ohne Sparventil) werden bereits mit Trage- oder Umhängetasche geliefert. Wegen des hohen Gewichts empfiehlt sich aber, ein Fahrgestell (Caddy) einzusetzen. Das Gleiche gilt für die transportablen Flüssigsauerstoffbehälter. Hier besteht auch die

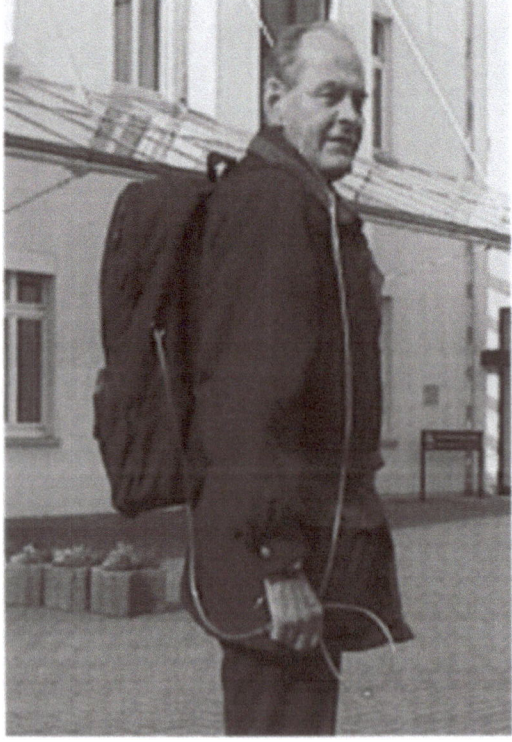

Abb. 28. Ein Tragerucksack gewährt einen größeren Aktionsradius, die Hände bleiben frei, Treppen und Stufen können leichter überwunden werden

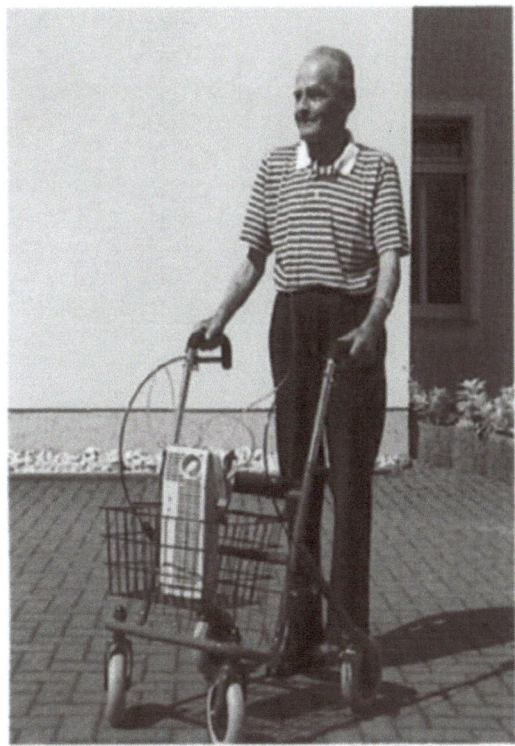

Abb. 29. Die Kombination Gehwagen und Sauerstoffflasche hat sich gerade in Kliniken und Pflegeheimen bewährt

Möglichkeit eines speziellen Tragerucksacks mit dem Vorteil, dass die Hände frei bleiben.

Die Transporthilfen werden in der Regel bei einer Verordnung mitbestellt. Wenn man sich für eine Version entschieden hat, muss man eine zweite selbst kaufen. Nichtmedizinische Produkte können hier u. U. preiswerter und besser sein.

10 Verordnung, Kosten und Rechtslage

Kostenübernahme. Bei gegebener Indikation sind die Versicherer verpflichtet, die Kosten zu übernehmen. Wegen der hohen Kosten der Sauerstofftherapie werden die Verordnungen von der jeweiligen Kasse und dem medizinischen Dienst der Kassen (MdK) sehr kritisch geprüft. Die Verteilung zunehmend knapper werdender Ressourcen zwingt die Kassen, bei teuren Verordnungen kritisch zu sein.

Man muss vor einer Verordnung nicht nur die Indikation für die gewählte Form der Sauerstofftherapie korrekt stellen, sondern auch prüfen, ob der Patient dieses Medikament konsequent verwenden wird. Nicht selten macht man sich gegenüber der Kasse stark für die Versorgung mit teurem Flüssigsauerstoff, aber der Patient nimmt diesen nicht.

Indikation. Sie muss stimmen und gut formuliert sein. Es soll auch zum Ausdruck kommen, dass der Patient das Gerät verwendet und davon profitiert. Also: keine oder weniger Atemnot bei Belastung; Spaziergänge, Berufstätigkeit, Selbstversorgung o. a. sind wieder ohne Atemnot möglich mit tragbarem Sauerstoff.

Gehstrecke. Eine verlängerte Gehstrecke mit tragbarem Sauerstoff ist ein Erfolg und sollte auch gewürdigt werden. Allerdings ist dies keine Voraussetzung zur Verordnung von tragbarem Sauerstoff. Es geht um Bewegung mit möglichst wenig Atemnot. Der Sauerstoffpartialdruck sollte nicht unter 60 mmHg abfallen, um die Folgen einer Hypoxämie zu vermeiden.

Ablehnung einer Kostenübernahme. Immer wieder erlebt man, dass Verordnungen abgelehnt oder verändert werden. Dies ist nach unserer Erfahrung in der Regel sachlich, medizinisch und/oder juristisch nicht korrekt. Mitunter geht sie einher mit einer zögerlichen Bearbeitung des Antrags auf Kostenübernahme. Dies ist nicht im Sinne des Patienten und auch nicht im Sinne seiner Krankenkasse. Hier verspüren manchmal einzelne Mitarbeiter eine falsch verstandene Berufung zum „Sparen".

Meist wird die Verordnung von Flüssigsauerstoff abgelehnt. Diese Systeme sind für die Kassen teuer. Die Begründungen der Ablehnung sind nach unserer Erfahrung in der Regel unrichtig.

Die Indikation und Art der Sauerstoffversorgung sollte nochmals überdacht werden. Es sollte sicher sein, dass diese korrekt ist, und es sollte weitestgehend sicher sein, dass der Patient den Sauerstoff im häuslichen Bereich nehmen will und wird. Im Zweifelsfall können passager Sauerstoff in der Druckflasche mit On-demand-Ventil oder ein Leasingvertrag über 3 Monate diese Frage beantworten.

Die Ansprechpartner bei den Krankenkassen und beim medizinischen Dienst agieren vereinzelt abweisend. Wenn die Voraussetzungen erfüllt sind, sollte man die Verordnung bekräftigen. Dies sollte sachlich und höflich erfolgen. Ein Telefonat und ein Gespräch über die Indikation und die optimale Versorgung sind besser als langer Schriftverkehr. Nochmals: Voraussetzungen sind stets, dass die Indikation stimmt und der Patient die Therapie umsetzen will und wird.

Derzeitige Rechtsprechung. Sauerstoff ist ein Medikament. Wenn Flüssigsauerstoff indiziert ist, müssen die Kosten vom Versicherer übernommen werden. Hierzu liegen Urteile der Sozialgerichte vor. Der Patient darf nicht mit Hinweis auf die begrenzten Mittel des Versicherers in seiner Mobilität und Lebensqualität eingeschränkt werden. Ein mobiler (z. B. >3-4 h/Tag) Patient mit Hypoxämie bei Belastung hat also Anspruch auf die optimale Versorgung.

Sauerstoffkonzentrator statt Flüssigsauerstoff bedeutet oft eine Fesselung an die Wohnung. Druckflaschen statt Flüssigsauerstoff bedeuten oft eine schlechtere Versorgung, s. oben. Einschlägige Urteile sind zusammengefasst in der Publikation von Mitlehner u. Vogel (1999).

Die Kosten für Schlauchsystem, Nasensonden und Befeuchter werden ebenfalls von der Kasse getragen. Der Strom für den Sauerstoffkonzentrator wird vom Hersteller geschätzt; die Kosten hat die Kasse zu übernehmen. Der Patient kann wählen zwischen einer Tragevorrichtung (Rucksack) und einem Rollwagen zum Transport seines Flüssigsauerstoffbehälters oder der Druckflasche.

Leider wird der Antrag auf Übernahme der Stromkosten (ca. DM 30-200/Monat) von manchen Sachbearbeitern abgewiesen oder mit einer geringfügigen Pauschale abgegolten. Das ist nicht rechtens. Der Anspruch auf ein Hilfsmittel umfasst nach der derzeitigen Rechtsprechung des Bundessozialgerichts weitgehend alles, was erforderlich ist, um dem Versicherten den bestimmungsmäßigen Gebrauch des Hilfsmittels zu ermöglichen (VdK, Az. 3 RK 12/96).

Druckflaschen vs. Flüssigsauerstoff. Mitunter werden statt Flüssigsauerstoff Druckflaschen ausgeben. Diese sind wesentlich schwerer mit einem Bruchteil des Vorrats. Als Faustregel gilt, dass Sauerstoffdruckflaschen bei einem Gebrauch über 1–2 h/Tag teurer sind als Flüssigsauerstoff. Dies ist manchem Sachbearbeiter/Arzt des MdK nicht bekannt.

Sogenannte ultraleichte Druckflaschen lösen das Problem mit dem Gewicht nicht. Beim Umtausch erhält der Patient als nächstes eine Stahlflasche und „seine" Leichtflasche zirkuliert unkontrollierbar weiter.

Gerade beim teuren Flüssigsauerstoff entbrennt die Diskussion über Indikation, Nutzen und Compliance des Patienten. Diese Diskussion ist berechtigt. Wir erinnern uns an einen Briefwechsel, der letztendlich absurd war. Es stellte sich heraus, dass die Patientin aus Eitelkeit ohne Sauerstoff außer Haus ging. Hier gibt es eine praktikable und gute Lösung: Man verordnet Flüssigsauerstoff für 3 Monate als Leasinggerät. Anschließend werden Indikation und Compliance nochmals geprüft.

Druckflaschen mit On-demand-Ventil vs. Flüssigsauerstoff. Für Patienten mit geringem Bewegungsradius, die maximal 2 h pro Tag „mobil" sind, können Druckflaschen mit On-Demand-Ventil geeignet sein. Die Probleme sind folgende:
- Die Druckflasche ist sehr schwer, mit On-demand-Ventil noch schwerer. Für viele ältere Patienten ist dieses System nicht zumutbar.
- Das On-demand-Ventil erfordert eine koordinierte Nasenatmung, um die Sauerstoffabgabe zu triggern. Dies muss geübt werden. Der individuell richtige Flow muss in Ruhe und bei Belastung ausgetestet werden. Bekanntermaßen kann man sich nicht immer darauf verlassen, dass dies bei Patienten mit Dyspnoe und sehr kurzem Atemzyklus gewährleistet ist. Gerade bei akuter Atemnot wird nicht ruhig durch die Nase geatmet, sondern durch den Mund gehechelt.

Leider werden diese Systeme immer wieder ohne Testung und Rücksprache mit dem behandelnden Pneumologen ausgegeben. Dann nimmt der Patient das System natürlich nicht, weil es ihm nicht nützt. Ebenso werden Druckgasflaschen wegen ihres Gewichts nicht verwendet. Daraus darf man dann natürlich nicht schließen, dass der Patient die Sauerstofftherapie grundsätzlich nicht durchführen will.

Konzentrator plus Flüssigsauerstoff. Diese Kombination wird als wirtschaftlich gepriesen. Der Konzentrator für die häusliche Versorgung, der Flüssigsauerstoff für unterwegs.

Die Stromkosten für einen Sauerstoffkonzentrator können sehr hoch sein, sodass diese Rechnung für den Patienten nicht stimmt. Dann wäre für ihn Flüssigsauerstoff alleine billiger. Manche Patienten haben dies erkannt, fordern die Stromkosten von der Kasse oder verwenden auch in Ruhe Flüssigsauerstoff.

Bei niedriger Flussrate im Tagesmittel kann Flüssigsauerstoff allein kostengünstiger sein. Dies liegt an seiner hohen Verdampfungsrate und gilt für einen Bedarf von 1–2 l/min. Im Einzelfall sind Kosten und Erstattung mit Kasse und Lieferant zu klären. Über 2 l/min ist die Kombination Sauerstoffkonzentrator im Haus und Flüssigsauerstoff bei Belastung außer Haus in der Regel günstiger.

11 Betreuung zu Hause und im Urlaub

11.1
Service

Die vom Pneumologen oder von der Lungenfachklinik verordnete bzw. eingeleitete Sauerstofflangzeittherapie wird in der Regel vom Lungenfacharzt kontrolliert. Bei stabilem Krankheitsverlauf ist ein Arztbesuch im Zeitraum von 6–12 Wochen ausreichend. Ob eine Kontrolle in einer Fachklinik notwendig ist, sollte der Hausarzt individuell entscheiden.

Die Kontrolle und Wartung der Sauerstoffgeräte übernimmt die Lieferfirma einmal pro Jahr. Die Überwachung der Termine dieser Wartung liegt beim Patienten.

Die Einweisung des Patienten in die Sauerstoffgeräte (regelmäßiger Filterwechsel, Befeuchterwechsel, Auffüllen des mobilen Flüssigsauerstofftanks, Reinigung, Desinfektion) erfolgt durch die Lieferfirma und die verordnende Klinik. Für Unklarheiten und Notfälle (Gerätedefekte) steht eine Notrufnummer der Gerätehersteller mit einem „Rund-um-die-Uhr-Service" zu Verfügung, beispielsweise *Firma Crio: 07231-9491-0*.

Die Sauerstofflangzeittherapie soll keinen Patienten „an die Kette legen"! Man kann durchaus auch auf Reisen gehen, und der Sauerstoff kommt mit. Flüssigsauerstoff, aber auch Sauerstoffflaschen mit Sparventilen eignen sich gut für unterwegs. Ein Sauerstoffkonzentrator, gut verstaut im Kofferraum oder als Gepäckgut aufgegeben, kann auch am Urlaubsort als Sauerstoffquelle (Stromquelle vorausgesetzt) dienen.

Bei Reisen mit dem eigenen Pkw oder der Bahn gibt es meist wenig Probleme. Bei Flugreisen darf laut Genehmigung des Bundesluftfahrtamtes Flüssigsauerstoff bis zu einem Liter nach vorheriger Anmeldung bei der Fluggesellschaft mitgeführt werden. Bei Flüssigsauerstoff liefert der Hersteller im Bundesgebiet meist ohne Aufpreis einen 2. Haupttank an den vorher abgesprochenen Urlaubsort. Aber auch im Ausland ist in vielen Fällen eine Belieferung mit einer dort ansässigen

Firma möglich. Dieses sollte aber mindestens 8 Wochen im voraus mit dem Sauerstofflieferanten abgeklärt werden.

11.2
Sicherheitshinweise im Umgang mit Sauerstoff

Diese Hinweise sind Empfehlungen zur eigenen Sicherheit und der Anderer, wenn mit Sauerstoffanreicherungen gerechnet werden muss. Verbindliche Sicherheitsvorschriften werden hierdurch nicht ersetzt, sondern ergänzt.

Sauerstoff ist nicht brennbar, fördert aber die Verbrennung. Sauerstoffanreicherungen in der Luft, auch wenn es nur wenige Prozent sind, erhöhen die Brandgefahr beträchtlich.

Öl und Fett. Sie sind in Gegenwart von Sauerstoff besonders gefährlich, weil sie mit explosiver Heftigkeit brennen können. Sie sind nicht zum Schmieren von Geräten für Sauerstoff und in sauerstoffangereicherter Luft geeignet. Hierzu gehören auch geringste Kontaminationen mit fettigen Händen oder Putzlappen. Mit Öl und Fett beschmutzte Kleidung muss vor dem Umgang mit Sauerstoff gewechselt werden, da sonst die Gefahr der Selbstentzündung besteht. Mit Öl und Fett verunreinigte Geräte und Einrichtungen sind unverzüglich zu reinigen. Nach Rücksprache mit dem Geräte-Hersteller kann als Lösungsmittel ggf. Trichlorethan eingesetzt werden. Die Reinigung von Sauerstoffbehältern wird in der Regel mit einem feuchten Tuch durchgeführt, alkoholhaltige Reinigungs- oder Desinfektionsmittel sind gefährlich.

Hände waschen. Vor dem Abfüllen von Sauerstoff wäscht man sich die Hände. Öle, Fette, Reinigungsalkohole, Handcremes und Heftpflaster können explosionsartige Reaktionen verursachen.

Wartungs- und Instandsetzungsarbeiten. Diese regelmäßig anfallenden Arbeiten sollten grundsätzlich nur von erfahrenem und geschultem Personal durchgeführt werden.

Sauerstoffflaschen gegen Umfallen sichern. Bei Druckgasflaschen kann das Ventil, der Druckminderer oder das On-demand-Ventil beschädigt werden.

Eine weitere Gefahrenquelle ist das Umfallen von flüssigem Sauerstoff. Der auf bis −180°C tiefgekühlte Sauerstoff kann zu schweren „Kaltverbrennungen" führen. Unabgedeckte oder unzureichend geschützte Körperteile, die mit nichtisolierten Leitungen oder Behältern für tiefkalte Gase in Berührung kommen, können aufgrund gefrierender Feuchtigkeit festkleben und beim Lösen Risswunden verursachen! Das Tragen feuchter Kleidung sollte daher vermieden werden. Bei Kaltverbrennungen müssen die betroffenen Hautstellen mit großen Mengen lauwarmen Wassers übergossen werden. Niemals heißes Wasser oder trockene Hitze anwenden! Dies gilt v. a. im Auto. Die Sauerstoffquelle wird aufrecht fixiert. Niemals im Kofferraum oder in einem geschlossenen Behälter aufbewahren!

Anschlüsse nur mit der Hand anziehen. Bei der Montage des Sprudelbefeuchters bitte kein Werkzeug verwenden! Das Anziehen der Mutter mit der Hand erzeugt ausreichende Dichtigkeit. Mehr Druck führt zu früherem Verschleiß.

Erwärmung. Sauerstoffbehälter schützt man vor Erwärmung, da sonst der Flaschendruck steigt. Bei Flüssigsauerstoff führt dies zu einer erhöhten Abdampfungsrate.

Rauchen und Feuer. Die Verwendung offener Flammen in der Nähe von Sauerstoff ist gefährlich. Rauchende Patienten haben hierdurch schwere Gesichtsverbrennungen erlitten. Niemand raucht, während Sauerstoff fließt. Heiße Stellen und Flammen sind zu meiden (Kochherd, Kamin, elektrischer Heizofen, Gasofen, Petroleumlampen, Kerzen usw.).

Lagern. Bei Flüssigsauerstoff wird immer das tragbare Gerät vom Vorratsbehälter getrennt. Hähne und Durchflussregler werden bei Nichtgebrauch immer auf „0" gestellt. Aufbewahrung sollte in gut belüfteten Räumen stattfinden. Die Behälter müssen stets aufrecht stehen.

Flüssigsauerstoff. Füllen in gut durchlüfteten Räumen. Das Tragegerät wird nicht unter einem Mantel oder anderer Kleidung getragen. Bei Benutzung im Auto wird gelüftet. Ebenso fetthaltige Mittel nicht in die Nähe des Sauerstoffs bringen (Creme, Fett, Vaseline, Butter etc.) wegen Entzündungsgefahr.

Aktuelle weiterführende Literatur

American Thoracic Society (1995) Standards for the diagnosis and care of patients with chronic obstructive pulmonary disease and asthma. Am J Respir Crit Care Med 152: 77–120

Andersson A, Stroem K, Brodin H et al. (1998) Domiciliary liquid oxygen vs. concentrator treatment in chronic hypoxemia. Eur Respir J 12: 1284–1289

ATS Consensus Statement (1999) Dyspnea – Mechanisms, assessment, and management. Am J Respir Crit Care Med 159: 321–340

Bateman NT, Leach RM (1998) ABC of oxygen. Acute oxygen therapy. BMJ 317: 798–801

British Thoracic Society (1997) Guidelines for the management of COPD. Thorax 52: S1–S28

Chailleux E, Fauroux B, Binet F et al. for the observatory group of ANTADIR (1996) Predictors of survival in patients receiving domiciliary oxygen therapy or mechanical ventilation. Chest 109: 741–749

Chaouat A, Weitzenblum E et al. (1999) A randomized trial of nocturnal oxygen therapy in chronic obstructive pulmonary disease patients. Eur Respir J 14: 1002–1008

Deutsche Gesellschaft für Pneumologie (1993) Empfehlungen zur Sauerstofflangzeittherapie bei schwerer chronischer Hypoxämie. Pneumologie 47: 2–4

Deutsche Gesellschaft für Pneumologie – Leitlinien zur Sauerstofflangzeittherapie 2001. (In Vorbereitung)

Frohnhofen H, Höltmann B, Orth G et al. (1998) Nächtliche Sauerstofftherapie und kognitive Funktion bei bewusstseinsklaren, älteren Patienten mit Hirninfarkt und obstruktiver Schlafapnoe – eine kontrollierte Studie. Somnologie 2: 172–183

Gorecka D, Gorzelak K et al. (1997) Effect of long term oxygen therapy on survival in patients with chronic obstructive pulmonary disease with moderate hypoxemia. Thorax 52: 674–679

Grant J, Heaton RK, McSweeny J et al. (1982) Neuropsychological findings in hypoxemic COPD. Arch Intern Med 142: 1470–1476

Hien P (1999) Praktische Pneumologie für Internisten und Allgemeinmediziner. Springer, Berlin Heidelberg New York Tokio

Incalzi RA, Gemma A et al. (1993) COPD: an original model of cognitive decline. Am Rev Respir Dis 148: 418–424

Kampelmacher MJ, Deenstra M et al. (1997) Transtracheal oxygen therapy: an effective and safe alternative to nasal oxygen administration. Eur Respir J 10: 828–833

Keller R (2000) Indikation und Technik der ambulanten Sauerstoffheimtherapie. Atemw.-Lungenkrkh. 26: 29–31

Marino PL (1991) Deutsche Bearbeitung von Taeger K: Das ICU-Buch. Urban & Schwarzenberg, München

Marques-Magallanes JA, Storer TW, Cooper CB (1998) Treadmill exercise duration and dyspnea recovery time in chronic obstructive pulmonary disease: effects of oxygen breathing and repeated testing. Respir Med 92/5: 735–738

Mitlehner W, Vogel JP (1999). Zur sozialrechtlichen Situation der Versorgung mit tragbaren Flüssigsauerstoffgeräten in der Bundesrepublik Deutschland. Pneumologe 53: 83–87

Nolte D (2000) Sauerstofflangzeittherapie. Atemw Lungenkrkh 11: 605–606

Orvidas LJ et al. (1998) Long-term clinical experience with transtracheal oxygen catheters. Mayo Clin Proc 73: 739–744

Petro W (2000) Sauerstofflangzeittherapie – Managementsystem mit Vernetzung. Kongress-Newsletter 3:1

Petro W (1997) Sauerstofflangzeit-Therapie. Medicus

Rees PJ, Dudley F (1998) Oxygen therapy in chronic lung disease. BMJ 317: 871–874

Schaefer RM (2000) Respiratorische Störungen des Säure-Basen-Haushaltes. Pneumolog Notizen 1: 18–19

Steinkamp G (2000) Sauerstofflangzeittherapie – für wen und wie? Pneumologie 54: 309–311

Tross H (1997) Sauerstofflangzeittherapie in der häuslichen Pflege. Produktmanagement Sauerstoff. Messer Health Home Care

Ulmer WT, Reichel G, Nolte D et al. (2000) Die Lungenfunktion. Physiologie und Pathophysiologie, Methodik, 6. Aufl. Thieme, Stuttgart

Veale D et al. (1998) Characteristics and survival of patients prescribed long-term oxygen therapy outside prescription guidelines. Eur Respir J 12: 780–784

Weitzenblum E, Chaouat A, Kessler R (1999) Long-term oxygen therapy: do current guidelines need revision. Eur Respir J 13: 1209–1210

Wettengel et al. (1994) Empfehlungen der Deutschen Atemwegsliga. Med Klin 89: 57–67

Zielinski J (1998) Long-term oxygen therapy in COPD patients with moderate hypoxemia: does it add years to life. Eur Respir J 12: 756–758

Sachverzeichnis

A

Adipositas-Hypoventilation 4, 30, 44, 45
akute Atemnot 15–17, 47
Alkalose, metabolische 26–28
ARDS 6, 46
Asthma 51
- Status asthmaticus 6
Atemhilfsmuskulatur 52, 53
Atemnot
- akute 15–17, 47
- Tumorpatienten mit 40
- Wahrnehmung 7
Atempumpe 5, 13
- Entlastung 49
- Erschöpfung (s. dort) 45–48
- Insuffizienz, Ursachen 29
Atmungstörungen, obstruktiv schlafbezogene 3
Azidose
- metabolische 25
- respiratorische 29, 30

B

Beatmung, nicht-invasive (NIPPV) 49
Befeuchter / Befeuchtung 69–71
- Kosten 82
- Nutzen 69
- Sprudelbefeuchter 70
Belastungshypoxie 12, 37, 38, 43, 44
Betreuung
- zu Hause 85
- im Urlaub 85
„blue bloater" 8, 29, 46, 47
Blutgase und Säure-Basen-Haushalt 19–31
- Alkalose
- - metabolische 26–28
- - respiratorische 30, 31
- Azidose 25
- - metabolische 25
- - respiratorische 29, 30
- Normwerte 20, 21
- Sauerstoffpartialdruck 21–23
Brandgefahr 86
- Selbstentzündung 86
Bronchiektasien 5
Bronchitis
- chronisch obstruktive 51
- chronische 50

C

„Caddy" (Fahrgestell) 77
„Compliance" 13
COPD 2, 4, 30, 45
- und Hyperkapnie 50–55
- infektexazerbierte 48
- respiratorische Insuffizienz 55
Cor pulmonale 8

D

Dichtigkeit 87
Diffusionsstörungen 16
Diuretikaresistenz 9
Druckflaschen 63, 64
- vs. Flüssigsauerstoff 83
- Kombination Konzentrator und Druckflasche 67, 68, 84
- Leichtflasche 65
- mit „on-demand"-Ventil 83
- bei respiratorischer

– – Globalinsuffizienz 41, 42
– – Partialinsuffizienz 40, 41
Druckstellen 77
Durchflussmesser 62
Dyspnoe, Ursachen 6

E

Einmalmaterialien 69
Emphysem 50, 51
Entsättigungen, nächtliche 12
Erschöpfung der Atempumpe 45–48
– chronische 47
– mittelfristige 47
– Therapie 48–50

F

Fahrgestell („Caddy") 77
Fassthorax 3
Fett 86
Feuer 87
Fluggesellschaft 85
Flüssigsauerstoff 57–60
– bei Belastungshypoxie 37, 38
– Betriebszeiten 57
– vs. Druckflaschen 83
– Füllen 87
– Mustertexte 35–38
– Nachteile 60
– bei respiratorischer
– – Globalinsuffizienz 36, 37
– – Partialinsuffizienz 35, 36
– Vorteile 60
Flüssigsauerstofftank 59

G

Gasaustausch 1
Gehstrecke 81
Gehwagen 79
Geräuschpegel 62
Gesichtsverbrennungen 14
Gewebsoxygenierung 26
Globalinsuffizienz 1
– respiratorische 36–42, 46, 48

H

Herz
– Rechtsherzinsuffizienz 12
– Totalversagen 45
Hochleistungskonzentratoren 61
Hyperkapnie 45–55
– Atemantrieb, Steuerung 16
– Atempumpe, Erschöpfung 45–50
– chronische 55
– und COPD 50–55
– Entstehung 29
– nächtliche 27
– respiratorische Insuffizienz 48, 49
– – akute 48
– – chronische 49
– Symptome 13, 55
– Ursachen 45, 46
– Vasodilatation, periphere 8
– Vermeidung 54
Hypertonie, pulmonale 12, 52, 54
Hypoventilation 3, 4
– Abklärung 12
– adipositasinduzierte 4, 30, 44, 45
Hypoxämie 1–9, 52
– akute 6
– Belastungshypoxie 12, 37, 38, 43, 44
– chronische 6, 11
– Folgen 6–9
– nächtliche 39, 44
– Symptome 55
– Ursachen 1–5, 52

I

immobile Patienten 38, 39
Indikation 11–14, 81
infektexazerbierte COPD 48
interstitielle Lungenerkrankungen 2

K

Kaliummangel 27
Kaltverbrennungen 87
Karzinom 12
kognitive Funktion 44

Kondenswasserbildung 69
Konzentrator 38, 39, 60-63
- Durchflussmesser 62
- Hochleistungskonzentratoren 61
- Innenansicht 64
- Kombination Konzentrator
  und Druckflasche 67, 68, 84
- bei nächtlicher Hypoxämie 39
- bei respiratorischer
- - Globalinsuffizienz 38, 39
- - Partialinsuffizienz 38, 39
- Wartung 63
Kooperation 13
Kosten 81-84
- Befeuchter 82
- Flüssigsauerstoff 60
- Nasensonden 82
- Schlauchsystem 82
- Stromkosten 82, 84
- Übernahme 81
- - Ablehnung 81
Kyphoskoliose 5, 30, 45

L

Leasingvertrag 44
Lebensqualität 9, 43
Leichtflasche 65
Leistungsfähigkeit 8
Luft, gefesselte 52
Luftbefeuchter 62
Lungenerkrankungen
- Gefäßerkrankungen 5
- Fibrose 45
- interstitielle 2
- Ödem 48
- restriktiv-obstruktive 5

M

metabolische
- Alkalose 26-28
- Azidose 25
Mobilität 40
Mukoviszidose 4
Munddruckmessungen 48

Mundverschlußdruck 52, 53
Mustertexte 33-42
- Flüssigsauerstoff, mobile Patienten
  (s. dort) 35-38
- Sauerstoffdruckflaschen, geringe
  Mobilität 40-42
- Sauerstoffkonzentrator, immobile
  Patienten (s. dort) 38, 39
- Tumorpatienten mit Atemnot 40

N

nächtliche
- Entsättigungen 12
- Hypoxämie 39, 44
Nasenlöcher 71
Nasenschleimhäute 73
Nasensonden
- einlumige 72, 75
- Kosten 82
neuromuskuläre Erkrankungen 45
Neuropathie 46
NIPPV (nicht-invasive Beatmung) 49
Notrufnummer 85

O

obstruktiv schlafbezogene Atmungsstörungen 3
Ödeme 52
- Lungenödem 48
- periphere 54
Öl 86
„on-demand"-Ventile 64-67, 82, 83

P

Partialinsuffizienz 1
- respiratorische 35-41, 46
PEEP 27
- „intrinsic" 53
„pink puffer" 8, 12
Pneumonie 48
Polyglobulie 12
pulmonale Hypertonie 12, 52, 54

R

Rauchen 14, 87
Rechtsherzinsuffizienz 12
Rechtslage 81-84
Rechtssprechung 82
Rekompensation 12
respiratorische
- Alkalose 30, 31
- Azidose 29, 30
- Insuffizienz 55
- - akute 48
- - chronische 49
- - Globalinsuffizienz 36-41, 46, 48
- - Partialinsuffizienz 35-40, 46
restriktiv-obstruktive Lungenerkrankungen 5

S

Satelliten 59
Sauerstoff
- Befeuchtung (s. dort) 69-71
- Brillen/-Sonden 71
- - intratracheale Sonden 73
- Druckflaschen (s. dort) 40-42, 63, 64
- Heimtherapie 68
- Inhalationssysteme 15
- Konzentrator (s. dort) 38, 39, 60-63, 67, 68
- Maske 73, 75
- Partialdruck 21-23
- Quellen 57-68
- - Druckflaschen 63, 64, 83
- - Flüssigsauerstoff (s. dort) 57-60, 82, 87
- - Kombination Konzentrator und Druckflasche 67, 68, 84
- - Konzentrator (s. dort)
- - „on-demand"-Ventile 64-67, 82
- Sprudelbefeuchter 70
- Transportkapazität 15
Säure-Basen-Haushalt (s. Blutgase und ...) 19-31
Schaumstoffring 73
Schlafapnoesyndrom 30, 44
Schläuche / Schlauchsystem 69-71
- Kosten 82

Schleimhautveränderungen 76
Selbstentzündung 86
Service 85
Shuntvolumen 16
Sonden und Brillen 71
- intratracheale 73, 76
Status asthmaticus 6
Stromkosten 82, 84

T

Totraum 16
Toxizität 17
Tragehilfen 78
- Rucksack 78
Trommelschlegelfinger 7
Tumorleiden 5
Tumorpatienten mit Atemnot 40

U

Überblähung, dynamische 53
Überlebenszeit 9
Umfallen der Flasche sichern 86
Urlaub 85

V

Vasokonstriktion 17
Ventile, „on-demand"- 64-67, 82, 83
Verbrennung 87
- Kaltverbrennungen 87
Verordnung 81-84
- Kriterien 11, 12
Verteilungsstörung 16

W

Wartung- und Instandsetzung 86
Wohnbereich 43

Z

Ziehwägelchen 44

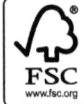

MIX
Papier aus verantwortungsvollen Quellen
Paper from responsible sources
FSC® C105338

If you have any concerns about our products,
you can contact us on
ProductSafety@springernature.com

In case Publisher is established outside the EU,
the EU authorized representative is:
**Springer Nature Customer Service Center GmbH
Europaplatz 3, 69115 Heidelberg, Germany**

Printed by Libri Plureos GmbH
in Hamburg, Germany